もっと！Brush《ブラッシュ》 Up《アップ》できる

がん対策 ゲノム医療から予防まで

がん
最新情報を
徹底解説
します！

医学博士 小林直哉
Naoya Kobayashi

現代書林

はじめに

がんは、1981年から日本人の死因のトップとなっています。2017年にがんで死亡した人は約37万人、総死亡者の約3割を占めています。そして、毎年、100万人近い人ががんと診断されています。今や日本人の2人に1人ががんにかかり、3人に1人ががんで死亡する時代になっているのです。まさに国民病と言えるでしょう。

一方、欧米ではがんによる死亡者数は頭打ちか減少となっています。なぜ、日本ではがんにかかる人や死亡する人が増え続けているのでしょうか。

本書で詳しく説明しますが、がんは遺伝子に異常（変異）が起こることで発症します。1個のがん細胞が2個になり、4個になり、8個にというように、長い時間をかけてがん細胞が徐々に増えていくのです。

長生きするほど遺伝子の変異が増え、がん細胞の数が増えていきます。ですから、がんは老化現象の一つと言えます。統計を見ても、男女とも60代からがんによる死亡率が増えていて、高齢になるほど高くなります。日本は世界でも稀にみるスピードで高齢社会を迎えています。高齢者が多くなれば、がんの患者さんも増えてしまうのです。

そして、高齢化のほかにも、日本でがんの死亡者数が多くなる理由があります。がん検診の受診率の低さです。乳がん検診の受診率は米国や英国で80％前後なのに対し、日本は約40％と先進国では最低です（２０１５年）。男性の胃がんや肺がんの検診受診率も45％程度に過ぎません（２０１３年）。

がんは早期に見つければ治癒する可能性が高くなります。がんで死亡者数が最も多い肺がんでは、初期のⅠ期なら5年生存率が約81％ですが、Ⅱ期になると約48％に半減してしまいます（全国がんセンター協議会の生存率協同調査（２０１９年2月現在）による）。定期的に検診を受けて、早期発見することが大切なのです。

がんを発症させる遺伝子の異常は、さまざまな原因で生じます。喫煙や食生活など生活習慣も原因の一つになっています。タバコは肺がんのみならず、他のがんを発症させる要因になっていますし、動物性脂肪が多く食物繊維の少ない食生活は大腸がんや乳がん、前立腺がんなどのリスクを高めます。

がんを１００％予防することはできませんが、定期的にがん検診を受けて早期発見に努め、喫煙など生活習慣を改めることでがんになるリスクを大幅に下げることは可能です。事実、米国ハーバード大学がん予防センターが1996年に発表した「がんの原因の割合」では、「タバコ」30%、「食事」30%、「運動不足」5%、「職業」5%、「遺伝」5%、「ウイルス・細菌」5%、「その他」20%でした。この発表によると、生活習慣の改善で、がんの65%は予防可能ということです。心強いデータですね。

一昔前は、がんは死病と恐れられていました。しかし、がんの研究が進んだ現在では、5年生存率ががん全体で約66%となっています。がんになったからと、いたずらに悲観することはありません。

がん医療の世界は日進月歩です。最近は遺伝子を調べて、異常のある遺伝子をターゲットにした治療法を探るゲノム医療が進んでいます。ノーベル賞を受賞した京都大学の本庶佑先生の発見をもとに開発されたニボルマブ（商品名オプジーボ）など、免疫チェックポイント阻害剤という新しい薬剤も使われています。同じくノーベル賞を受賞した京都大学の山中伸弥教授が樹立したiPS細胞を使った治療法の臨床試験も始まろうとしています。楽天の三木谷浩史会長が巨額の投資をしたことで話題を集めた光免疫療法という新しい発想の治療法も登場しています。

がんは誰がなってもおかしくない病気です。あなた自身やあなたの家族など大切な人のために、がんについて少しでも知っていただければと思います。がんという病気の基本を学び、予防を心がけることで、がんになるリスクを減らせます。また、がんになったとしても、正確な知識を持つことが、闘病生活を乗り切る羅針盤となるのではないでしょうか。

本書では、がんの基礎的な知識や予防法、がん治療のブレイクスルー（突破口）となるような最新の治療法について、できるだけわかりやすく述べたつもりです。

日本はこれから超高齢社会を本格的に迎え、がんと新たに診断される人は今後も増えていくでしょう。地域医療に携わる医師として、一人でも多くの人に本書を読んでいただき、がんについて知っていただければと願っています。

２０１９年12月

小林　直哉

目次

プロローグ

著者インタビュー

もっと学ぼう「がん医療」の現在と未来。本当のブレイクスルーはあるのか!?

第1章 ここまで進化した！「がんゲノム医療」

第2章 そもそも「がん」の正体って何？

第3章 「そうなる前の」がん予防

第4章

がんの予防と対策に有効な食事と運動、生活習慣

第5章 ここまで来た！「がんの最新治療」

プロローグ

著者インタビュー

もっと学ぼう「がん医療」の現在と未来。本当のブレイクスルーはあるのか!?

研修医時代は肺がんや乳がんの治療を行っていました

編集部　先生と「がん医療」の関わりについて教えてください。

小林　私の母は養女だったので、私には母方に2人の祖母がいました。1人の祖母は胃がんで、私が小学校1年生の時に亡くなりました。夏痩せして食事ができなくなって、病院で胃の検査をしたら末期の胃がんでした。もう1人の祖母は、私が中学2年生の時に胃がんになり、広島県の福山医療センターで開腹手術を受けたのですが、進行していてがんを取れないので、そのまま閉じたと聞きました。結局、母方の2人の祖母は共に胃がんで亡くなったのです。

その後、私が高校に進学した夏に、大阪に住んでいた母の姉が胃がんになり、大阪大学病院で手術することになり、母は他の姉妹と交代で付き添いに行き、私もお見舞いに行きました。胃を全摘し、膵臓の3分の2と脾臓も全摘するという大掛かりな手術でした。手術後は無事に経過し、伯母は87歳まで生きました。そんなことがあったので、高校1年生の夏には医学部に行きたいと思うようになったのです。岡山大学で大学院に進む時、医師になるきっかけだった胃がんを治療したいと思い、消化器外科を選びました。

編集部　大学院を卒業されてから胃がんの治療に携わったのですか。

小林　それが、なかなかそうはいかなかったんですよ。卒業後に最初に研修医として行ったのは広島県福山市にある中国中央病院で、肺がんを専門としていた先生につくことになりました。当時は、胸腔鏡で切除するといった低侵襲な手術術式はなかったので、肋骨と肋骨の間を広く切開して、胸の中を大きく開いて手術をしていましたね。こうした手術をする前の開胸と、がんを切除してから胸を閉じる閉胸に多くの時間がかかっていたのを覚えています。閉胸はもっぱら、我々研修医の仕事でした。

ある時、右肺を全部取らなければいけない患者さんがいました。右肺は左よりもボリュームがあってリスクがあるとされていました。そこで指導の先生と相談して、術前に右肺を切除したのと同じような仮想状態にして手術に耐えられるのか確認してみようということになり、風船付きのカテーテルで右肺に行く血管を閉塞させて、右肺機能をぐんと低下させるといった術前検査を丹念に行いました。患者さんは、それでも大丈夫だったので右肺を全摘しました。

これは有効な術前検査だということになり、香川県丸亀市で開催された中四国の肺がん研究会で発表することになったのです。私が意気揚々と発表すると、広島市民病院の妹尾先生という肺がんの権威が「そんな検査は意味がない」と発言されました。「そんなことをしないでも、病院の患者さんを5階まで階段で上らせて、歩けるようなら手術はできる」と断言されたのです。肺がんの権威の先生の言葉ですから、会場はシーンとなって誰一人反対する人はいませんでした（笑）。

それから、私も患者さんに「ちょっと階段を一緒に上ってみましょう」と言って、3階くらいでへばってしまう人には手術をしないようになりました。妹尾先生はすごい数の肺がんの手術をされていたので、臨床現場で確実で簡便な指標を持たれていたのでしょう。研究会の会場では当惑しましたが、臨床現場での良い指標を教えていただいたと思います。

今でも侵襲の大きな手術を予定する際には、当然、医学的な術前検査を行いますが、患者さんと一緒に何階まで歩いて上れるのかを調べています。こうした教訓は今でも大事にしています。

編集部　乳がんの乳房温存療法もやられたそうですね。

小林　はい。大学院での研究が終わった卒後5年目から、福山医療センターで乳房の温存療法を行いました。福山市では初めてだったと思います。それまでの乳がん手術は、転移を防ぐためにできるだけ大きく取るという考え方が主流でした。ところが、米国のピッツバーグ大学のフィッシャー教授が、乳がんは全身病だとする説を唱え、病巣だけを切除して、術後に残った乳房に放射線を当てればいいと提唱したのです。乳房を全摘した場合と、病巣だけ切除して放射線療法を併用して乳房を温存した場合を比較して、再発率や生存率に変わりはなかったという結果を『New England Journal of Medicine』という臨床領域の世界的な権威の雑誌に報告したのです。日本の乳腺外科医はみんな驚きましたね。

思い返すと、そんな時代に福山医療センターに行ったのですよ。当時の院長が外科医で乳がん治療に非常に精力的でしたので、私にも乳がんをやれと……。当時の外科は軍隊みたいなところでしたから、断るわけにもいかず、二つ返事でお受けしました。

当時の先端医療である乳房温存療法もやろうということになり、ご一緒に仕事をさせていただきました。乳がんに関しては、たくさんの論文を書きましたし、日本臨床外科学会総会で口頭発表を行うこともできました。本当に仕事のしがいがありましたね。当時私も若かったのと熱心だったのも相まって、非常な人気者になってしまいました。ラブレターをいただいたこともあります（笑）。

留学先で再生医療を学び、帰国後は大腸がんの幹細胞を研究

編集部　**先生は１９９５年から米国ネブラスカ州立大学医療センターに留学されて、再生医療の研究をされたのですね。**

小林　当初は、肝臓移植の臨床の勉強という名目で留学しました。1年間、従事しました。最後の頃は、ドナーの肝臓の摘出の執刀をさせてもらいました。ちょうどその頃、私の出身である岡山大学消化器外科の教授選が行われて、田中紀章先生が新たな教授に就任された時期でした。田中先生から、臨床はもういいので、米国で先端の研究をしてほしいと言われました。

その当時、臨床の教授ですが、熱心に基礎研究をしていたホックス教授から、リサーチフェローへ就職しないかと声をかけていただきました。リサーチフェローとは研究員のことで、身分保障もしてくださると。これ以上、肝移植の臨床をしていても、と思っていたので、渡りに船でしたね。

ホックス教授からは、肝細胞に温度感受性のある不死化遺伝子を導入する実験テーマを

いただきました。分裂の止まった肝細胞に、温度感受性遺伝子をうまく導入すると、33℃の培養環境では増殖するようになるのです。そして、37℃という体温と同じ環境下になると増殖が止まるという便利な遺伝子でした。33℃に設定してある試験管で必要な数まで肝細胞を増やし、それを肝障害を起こしているマウスの体内に移植して治療することができました。

正常な肝細胞には寿命があるのに、遺伝子操作によって温度を変えた試験管の中では無限に増えていくのは面白いなと思いました。こうした研究をしていたら、2年があっという間に過ぎてしまい、留学は2～3年の予定でしたので、研究の切りがよいところで帰国することに決めました。

編集部　帰国されてから岡山大学病院で再生医療の研究を続けられたのですか。

小林　はい。米国での研究を一歩進め、「可逆性不死化細胞」を研究しました。人間の体温は常に37℃を保っているわけではないので、体温が低下して体内で肝細胞が増え始めると大変です。体に移植する前に、試験管で増殖に使用した不死化の遺伝子を取り出せば、可逆的に不死化できます。温度に関係なく、増殖させたい時には不死化遺伝子が働き、増殖して移植に必要な数まで増やした段階で、不死化遺伝子を取り除いて、生体に安全に移植できる細胞作りをしたのです。可逆性不死化細胞というわけです。

この研究は、2000年に米科学誌『Science』に載りました。分裂の止まった細胞をいかにして増殖させようかということに取り組んでいたわけです。がん治療では、無限の増殖能を持っているがん細胞をいかに制御しようかということです。再生医療研究とがん研究とは、たとえるとコインの裏と表のような関係ですね。

話は変わりますが、ここからは浦島太郎のような物語です。

3年余りの留学から岡山大学へ帰ってみると、私の出身の消化器外科学教室では、現在教授をされている藤原俊義先生を中心に、がん細胞を誘導死（アポトーシス）するｐ53という遺伝子治療が肺がんで始まろうとしていました。

藤原先生のご配慮で、ｐ21という老化遺伝子の研究を行う機会をいただきました。当時、ｐ21をがん細胞に入れれば、がん抑制効果があると言われていました。私は不死化細胞の研究をしていたので、不死化した細胞にｐ21を入れれば細胞が老化して増殖が止まり、分化機能が高まる（俗にいうと、賢くなる！）のではないかという実験を行っていました。つまり、分別のある老人細胞になるのではないかということですね。実際、その通りになりました。

ヒトの胚性幹細胞やiPS細胞を肝臓の細胞へ分化させる研究も行いました。いわゆる再生医療です。こうした細胞を材料にしたハイブリッド式人工肝臓の研究もクラレメディカル株式会社と一緒に開発を行いました。

留学後にこうした基礎研究をしていたら、あっという間に6年が経過しました。元来、消化器外科医師の希望でしたので、「そろそろ臨床をしないと」という時期が到来しました。基礎研究を実際に自分の手で臨床に還元したいという気持ちも高まっていました。

ちょうどその頃、岡山大学病院の臨床では消化器外科で人事異動があり、私の同期入局の守本先生が大腸がんのグループから抜けた時期でしたので、私は大腸グループに所属することになりました。再生医療をどうやったら大腸がんに応用できるかなと思っていた時に、英科学誌『Nature』に「大腸がんの細胞の表面にCD133というマーカーを持っているのが、がんの幹細胞だ」という論文が載っていたのを見つけました。イタリアとカナダの研究グループが同時に報告を出していたのですよ。私は「これだ！」と興奮し、大腸がんの臨床で再生医療の知識が生かせると思ったのです。

たまたまカナダのミネアポリスで学会があったので、その『Nature』に論文を載せたトロント大学のディック教授にアポイントを取って話を聞きに行きました。ぜひ会って、直接お話を伺いたいと思いましてね。
それから大腸がんの患者さんから採取したがん細胞を、がん幹細胞とがん細胞に分離し、幹細胞を移植したマウスに同じがん性腹膜炎が再現することを実験で確認したりしていました。このあたりのことは、第5章でまた述べましょう（169ページ以降参照）。

ゲノム医療により、患者さん一人ひとりに合わせた個別化治療の時代へ

編集部　先生が岡山大学病院で大腸がん幹細胞の研究をなさっていた頃から10年以上がたちましたが、がん治療は大きく変わったのでしょうか。

小林　十年一昔と言いますが、がん治療の変化はもっと速く、5年前の知見は古いと感じるほどです。私が再生医療を研究していた当時は、がん幹細胞をたたく方法を考えることでがんの治療に貢献できるのではないかと思っていました。今は「ゲノム医療」といって、遺伝子レベルでの治療の研究が進んでいます。がん細胞の遺伝子検査を行い、どの遺伝子に変異が起きているのかを調べ、その遺伝子変異をターゲットにした分子標的薬と言われる薬剤で治療することが行われています。

第1章で説明しますが、がん細胞の遺伝子を調べる「遺伝子パネル検査」は2019年6月から保険適用になり、がん治療に新しい時代が始まったと感じています。

編集部　どんな点が従来のがん治療とは違うのですか。

小林　がん治療の基本は「手術」「化学療法（抗がん剤）」「放射線療法」です。がんの種類や進行度、患者さんの全身状態などを考慮して、三つの療法のいずれか単独で、あるいは複数を組み合わせています。科学的根拠（エビデンス）に基づいて、がんが発生した臓器別、進行度別に標準治療が定められています。

遺伝子変異のあるがん細胞をターゲットにした分子標的薬療法と、「化学療法」や「放射線療法」との大きな違いは、正常細胞へのダメージです。分子標的薬はがん細胞だけを破壊するようにできているので、正常細胞にはあまり影響を与えません。重い副作用に悩まされないですむのは、患者さんにとって大きなメリットです。分子標的薬が標準治療に指定されるケースも出てきています。

また、今までは発症臓器ごとに治療方法が考えられていて、いわばレディメイドの治療法でした。しかし、患者さんの遺伝子検査をして遺伝子変異の起きているがん細胞をターゲットに治療するのは、一人ひとりに応じた治療になるのでオーダーメイド治療と言えます。個別化医療の時代に入ってきたということではないでしょうか。

先ほど言ったように、岡山大学病院で大腸がんの研究をしていた時に、がん組織をバラバラにしてCD133のマーカーのあるがん幹細胞と通常の細胞に分けてマウスに移植していましたが、そのがん幹細胞を破壊する薬剤ができれば、がん幹細胞を冷凍保存しておいて、再発した時にマウスに移植すれば抗がん剤の治療効果を試すことができるな、と。そんなことを考えていました。つまりオーダーメイドの治療を目指していたんです。私が研究したがん幹細胞では実現しませんでしたが、ゲノム医療という形で、これから個別化治療が普及していくのだろうと思います。

編集部　ゲノム医療関連で新しい動きはありますか。

小林　がん全体の5~10%程度と少ないのですが、遺伝が原因の家族性腫瘍があります。遺伝子検査で家族性腫瘍になる可能性がわかるので、乳がんでは予防的にがんのない乳房を切除する先制医療が行われるようになってきました（55ページ参照）。ハリウッド女優のアンジェリーナ・ジョリーさんの例が有名です。

編集部　日本でも先制医療は行われているのでしょうか。

小林　聖路加国際病院など7施設で2015年9月から2016年8月までの1年間に検

査した1527人中、297人に家族性腫瘍の乳がんになる遺伝子変異が見つかり、そのうち49人が、がんのない反対側の乳房の乳腺部分を取り除く手術を受けていました。

切除しなかった人に比べ、予防的切除を行った人は死亡リスクを半減させることが海外の研究でわかっています。日本乳癌学会は家族性腫瘍の遺伝子変異がある乳がんの患者さんに、がんのない乳房を予防的に切除する手術を強く推奨するという診療指針を示しています。ただし、予防的切除は保険適用ではないため、高額な手術費がネックになっています。ところが、乳がんの治療や予防のために乳房を切除した場合、乳房の再建を行いますが、再建に困った問題があったのです。

再建法には、自分のおなかや背中の組織を使う自家組織による再建と、人工乳房（インプラント）を使う再建とがあります。従来は自家組織による乳房再建のみが保険適用でしたが、2013年からは人工乳房による再建も保険適用になり、保険適用後に再建を受けた人は約3万人います。

実は、2019年に米国食品医薬品局（FDA）の調査で、人工乳房挿入後に悪性リンパ腫を発症した人が573人いて、33人が死亡していたことがわかったのです。アラガン社製品で発症しやすいことがわかったので、FDAの要請により、その会社は自主回収しました。米国では他社製品も普及していて混乱はなかったのですが、日本ではアラガン社製品だけが保険適用になっていたのです。保険適用の代替品がないため、人工乳房を使った再建は中止に追い込まれていました。患者団体はアラガン社以外の人工乳房の保険適用を求める要望書を厚生労働省に提出していましたが、現在では、アラガン社の表面がでこぼこしていない、なめらかなタイプの人工乳房が保険適用され、使用されるようになっています。

新しいタイプの免疫療法が脚光を浴びている

編集部　ゲノム医療以外に、がん治療のブレイクスルーとなるような新しい治療法は出てきていますか。

小林　新しいタイプの免疫療法が脚光を浴びています。免疫チェックポイント阻害剤が代表的で、ノーベル賞を受賞した京都大学の本庶佑先生の発見をもとに開発されたニボルマブ（商品名オプジーボ）もその一つです。

がん細胞が免疫システムを働かせないよう、免疫細胞にブレーキをかけていることがわかったので、ブレーキを外す目的で作られたのが免疫チェックポイント阻害剤です。すでにニボルマブは7種類のがんの治療で保険適用になっていますし、そのほかの免疫チェックポイント阻害剤も次々と開発されています。

また、患者さんから採取した免疫細胞に、がんを認識するCARという抗原受容体を遺伝子に組み込み、体内に戻してがんを攻撃するというCAR－T細胞療法も行われています。日本では2019年に保険適用になり、1回の投与で約3350万円という国内最高の薬価が話題になりました。生きた細胞を扱い、オーダーメイドの治療になるので、どうしても高額になってしまうのです。

iPS細胞をCAR－T細胞療法に使った薬剤の開発も進んでいます。万能細胞であるiPS細胞が使えれば、1回の採血で大量生産が可能になるのでコストダウンできるのではないかと期待されています。

そのほか、まだ臨床試験の段階ですが、光免疫療法が注目されています。米国立がん研究所主任研究員の小林久隆先生が開発した療法で、がん細胞だけに結合する抗体に近赤外線で反応する物質を付けて体内に入れ、がん細胞と結合したところで体外から近赤外線を照射すると、物質が発熱してがん細胞が破壊され、免疫細胞が活性化されるというものです。今までにない、面白い発想の治療法だと思います。正常細胞にダメージを与えないので、比較的副作用も少ないと言われています。米国や日本での臨床試験の結果は良いようです。

編集部　これからのがんの治療は、従来の標準治療に、分子標的薬や免疫チェックポイント阻害剤、CAR‐T細胞療法などを組み合わせていくということでしょうか。

小林　厚生労働省も患者さん一人ひとりに合わせた個別化医療を推進していく方針なので、大きな流れとしてはそうなっていくでしょう。ただし、個別化医療になると、どうしても医療費が増大してしまう恐れがあります。

２０１８年に末期乳がんが免疫療法で完治したという報告が米国際学術誌『Nature Medicine』に出ました。患者さんのがん細胞の遺伝子検査を行い、標的とする遺伝子四つを決定。本人の免疫細胞を取り出して増やし、体内に戻して、免疫を活性化するＩＬ－２と免疫チェックポイント阻害剤を併せて投与したところ、がんの病巣は完全消失し、22か月間再発していないそうです。

個別化医療の典型的な例と言えますが、治療費を計算すると３０００万円くらいになるそうです。既製品よりもオーダーメイドのほうが高価になってしまうのは仕方がないかもしれません。しかし、CAR－T細胞療法において、iPS細胞を活用することで費用を抑える試みが行われているように、開発が進むことでコストダウンの方法も見つかっていくでしょう。

いずれにせよ、がんは不治の病ではなくなってきていることは確かです。今後もがんの治療が非常な勢いで進歩していくことは間違いないと思います。

第1章

ここまで進化した！「がんゲノム医療」

ゲノムとは？　遺伝子とは？

今、医療の世界では、遺伝子を調べて一人ひとりの病状や体質に合った治療を行う「ゲノム医療」が注目を集めています。その先端を行っているのが、がんゲノム医療です。

しかし、一般の人たちにとって「ゲノム医療」という言葉は、まだ馴染みのないものかもしれません。ゲノムと聞いただけで、難しそうと思ってしまうようです。確かに「ゲノムって遺伝子のこと？」「DNA鑑定で犯人がわかったとかニュースで聞くけど、DNAも遺伝子のこと？」と聞かれて、正確に答えられる人は少ないかもしれません。

がんゲノム医療については後から詳しく述べますが、まず遺伝子やDNA、ゲノムについて説明したいと思います。

実は、遺伝子、DNA、ゲノムは同じではありません。私たちの体は、約37兆個という非常に多くの細胞で成り立っています。筋肉や皮膚、骨、血液などもすべて細胞の集合体です。

細胞の中には核があり、染色体が入っています。染色体を形作っているのがDNAです。DNAとは「デオキシリボ核酸」の略称で、A(アデニン)、T(チミン)、G(グアニン)、C(シトシン)で表される4種類の「塩基」が長く連なっている物質です。文字列のようなので「塩基配列」と言い、文字が連なって言葉となり文章となって意味があるように、「塩基」の並び方が遺伝情報となり、その情報に従ってタンパク質が作られます。タンパク質はアミノ酸がつながった分子であり、細胞を作る材料となり、さまざまな機能を持っています。

DNAは細い糸状で、伸ばすと2メートル近くにもなるので、核の中でもつれないようにヒストンというタンパク質に巻き付いて染色体となっています。一つの細胞が10マイクロメートル(1センチの1000分の1)とすると、その中にあるさらに小さな核に2メートル近いDNAが折り畳まれていることになります。

では、DNAと遺伝子の違いは何なのでしょうか。

遺伝子とは、生物の形や性質などの形質を決める情報です。遺伝子はタンパク質の構造(アミノ酸配列)を決め、さらに特定の細胞に、決められた時期に、必要な量のタンパク質を作るように指示します。たとえば、皮膚に必要な細胞が誤って骨になってしまうと、骨がもろくなり、体を支えることができなくなるでしょう。絶対にそんなことが起きないよう、遺伝子が設計図の役割を果たしているのです。

遺伝子はＤＮＡに飛び飛びに存在していて、ＤＮＡの大部分は遺伝子ではない領域となっています。以前はガラクタＤＮＡとかジャンクＤＮＡなどと呼ばれていました。ところが、最近の研究ではＤＮＡの働き方を調整する情報などがあるとされています。しかし、まだよくわかっていない部分も多く残っています。

今までの説明を要約すると、染色体を構成するＤＮＡの一部が遺伝子で、遺伝子は体の設計図になる情報と言えます。

では、ゲノムとは何でしょうか。ゲノムとはＤＮＡにある遺伝情報全体を指します。ＤＮＡとは化学物質の名称であり、ゲノムは遺伝情報のすべてを意味しているのです。

正確なたとえではありませんが、本が染色体とすると、紙がＤＮＡで、印刷された文字が遺伝子であり、１冊の本の内容がゲノムというイメージでしょうか。

個人特定の切り札「ＤＮＡ鑑定」とは？

個人特定の切り札として、「ＤＮＡ鑑定」という方法を皆さんも聞かれたことがあると

遺伝子とは？ DNAとは？

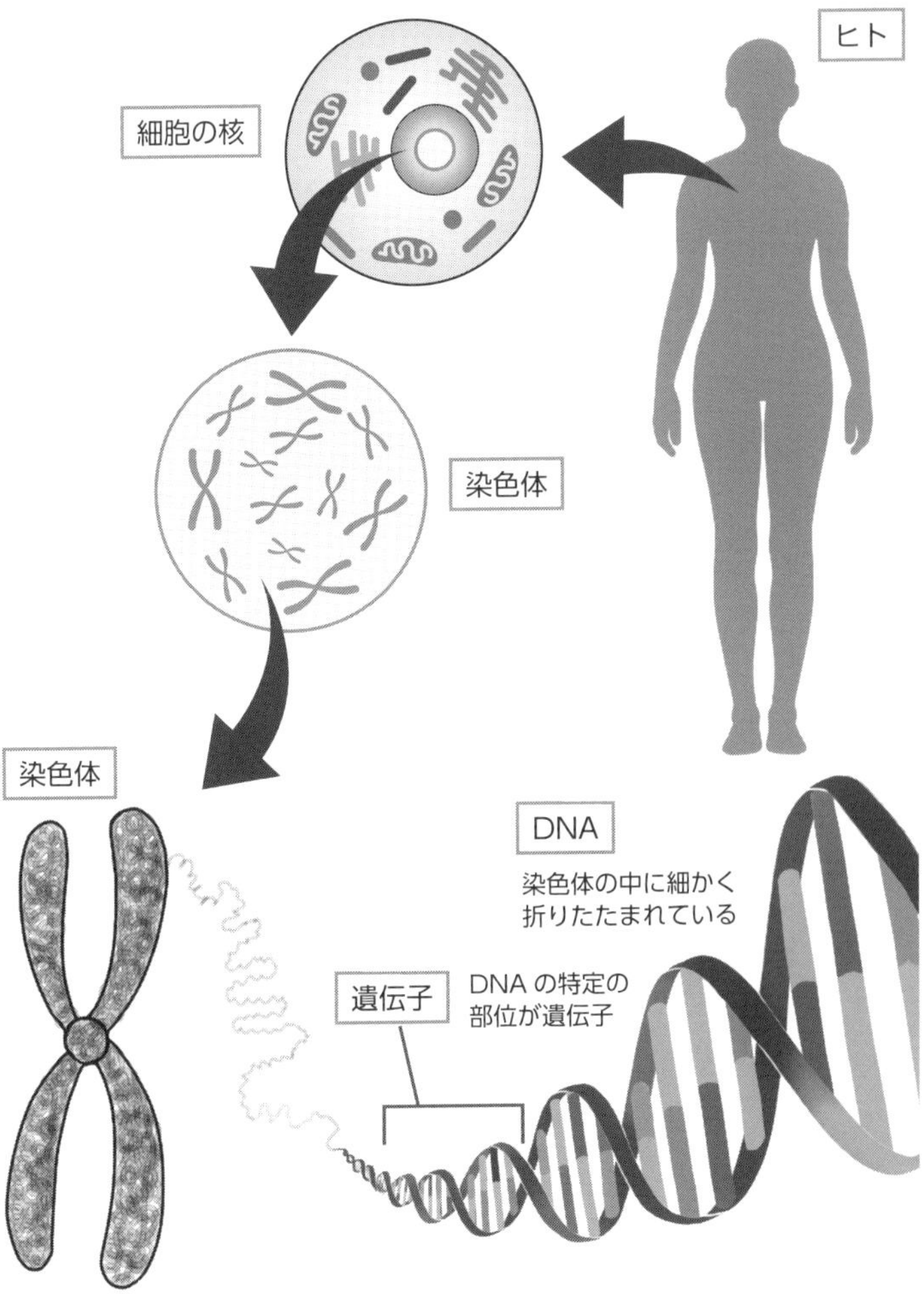
ヒト
細胞の核
染色体
染色体
DNA
染色体の中に細かく
折りたたまれている
遺伝子
DNA の特定の
部位が遺伝子

思います。親子の鑑定や強姦殺人事件等の捜査などにも使用されていますよね。

ＤＮＡを主成分とした物質は１８６９年に発見され、「ヌクレイン」と名づけられました。しかし、遺伝子の本体は長い間タンパク質であると考えられていたこともあって、ＤＮＡの初期の研究は遅々として進みませんでした。

遺伝子の本体がＤＮＡであるということが初めてはっきり示されたのは１９４４年であり、それが学会で公認されたのは１９５２年のことでした。「二重らせん」で知られるＤＮＡの立体構造、いわゆるワトソンとクリックのモデルが発表されたのが１９５３年です。この発見は分子生物学史上最大の業績の一つと称えられ、以後、ＤＮＡの研究は急速に進展することになりました。この発見により、２人は１９６２年にノーベル生理学・医学賞を受賞しています。

「ＤＮＡによって個人を区別できるか否か」の観点に着目したのは、英国レスター大学の遺伝学者であったジェフリーズ博士です。彼は研究の結果、「ヒトのＤＮＡ型は十分に個性があり不同性がある。そして終生不変である。したがって、ＤＮＡで個人の特定ができる」ことを突きとめ、１９８４年に『Nature』に発表しました。

この論文をきっかけとして、ＤＮＡ鑑定が個人特定の切り札として飛躍的に発展していったのです。そして、それは、今回の本のテーマである「がんゲノム医療」の領域へと発展していくのです。

遺伝子サイエンスは日進月歩！

今述べたように、19世紀に染色体やDNAが発見され、1953年にDNAの二重らせん構造が解明され、1970年代にはDNAの塩基配列を読み取る技術が開発されました。そして、ヒトのDNAにある30億文字列（塩基配列）をすべて読み解こうと、1991年から日米英仏独など各国政府の協力のもと国際的なヒトゲノムプロジェクトが始まり、2003年にはヒトゲノム完全解読宣言が行われました。

ヒトゲノムプロジェクトは、13年かけて1人の人間の30億文字列（塩基配列）を読み解きましたが、DNAの塩基配列がわかったというだけなので、その中に散在する遺伝子を決定し、遺伝子が作り出すタンパク質の役割を調べる必要があります。遺伝子と体がどんな関係にあるのか、遺伝子と病気との関連性などを解明する研究が始まりました。

たとえば、がんと遺伝子の関係を調べるには、多くのがん患者のゲノムを読み取り、データを集積する必要があります。しかし、ゲノムを解読する時間と費用がネックでした。ゲノムを自動的に読み取る機器をシークエンサーと言いますが、高速で低コストのシークエンサーの開発が急務だったのです。

そんな状況を打破したのが、2005年に登場した次世代シークエンサーです。それまでのシークエンサーでは数時間で数百本から数千本のDNAを同時に読み取る程度だったのが、数百万から数億本のDNAの塩基配列を一気に読み取れるようになりました。同時にコストも下がっていきました。ヒトゲノムプロジェクトでは13年の月日と30億ドル（約3300億円）の費用がかかりました。DNAの二重らせん構造を解明した一人であるワトソンが、2007年に自分のゲノムを解読した時は、2か月という時間と100万ドル（約1億1000万円）の費用がかかったそうです。今では、数日の時間と1000ドル（約11万円）程度の費用でできるようになりました。

シークエンサーで得られた大量のゲノム情報をスーパーコンピュータで解析することで、ゲノム医療の研究が加速し、まさに日進月歩の勢いで進んでいます。中でもがん医療の研究は、ゲノムデータが蓄積され、どのがんで、どのような遺伝子変異があるのかがわかってくるなど、目覚ましい成果を示しています。

コラム　ヒトゲノムプロジェクトの裏に国際チームVSベンチャー企業の競争が

ヒトゲノムプロジェクトは2003年に完全解読宣言を行っていますが、その前の2000年に概要版であるドラフトを発表しています。大雑把な概要で学問的価値としてはイマイチだったのですが、あえて発表したのは米国のベンチャー企業セレラ・ジェノミクス社（以下セレラ社）の存在があったからです。市場から資金を集め、約1年という短期間で精力的にゲノム解読を進めて世界を驚かせました。

2000年のドラフト発表時には、ホワイトハウスに国際チームとセレラ社双方が出席して記者会見が行われ、翌2001年に国際チームは『Nature』に、セレラ社は『Science』に同時に結果を公表しました。ヒトゲノムプロジェクトは当初2005年までに完全解読する予定だったので、ベンチャー企業のパワフルでスピーディーな解読作業が、国際チームのスピードアップを促したと言えるでしょう。

セレラ社を立ち上げたのはヒトゲノムプロジェクトに参加していたベンターという人物で、プロジェクト在職時に遺伝子の特許を取ろうとしたそうです。しかし、ゲノム研究の結果は公共財産であり、医学の発展に寄与すべきだという考えから反対が起き、1996年にバミューダ諸島でプロジェクトに参加している各国が集まりバミューダ協定を採択。ゲノムの解析データは科学研究の推進と社会への還元に向けて、誰でも自由に利用されるべきであるという考えから、解析後すぐに公的データベースで公開することが取り決められました。

その後、迅速なデータ公開・共有は、さまざまなゲノム研究の基礎データの拡充となり、不必要な重複研究を避け、データ解析研究を推進しました。

保険適用になった遺伝子パネル検査とは？

遺伝子サイエンスの発展により、ゲノム医療は猛スピードで前進し、中でもがん患者のがん細胞の遺伝子を調べて、一人ひとりに合った治療薬を探す「がんゲノム医療」は、目覚ましい成果を上げています。

がんゲノム医療のメリットは、従来の治療法では効果がなくなったケースでも、治療法

遺伝子パネル検査の流れ

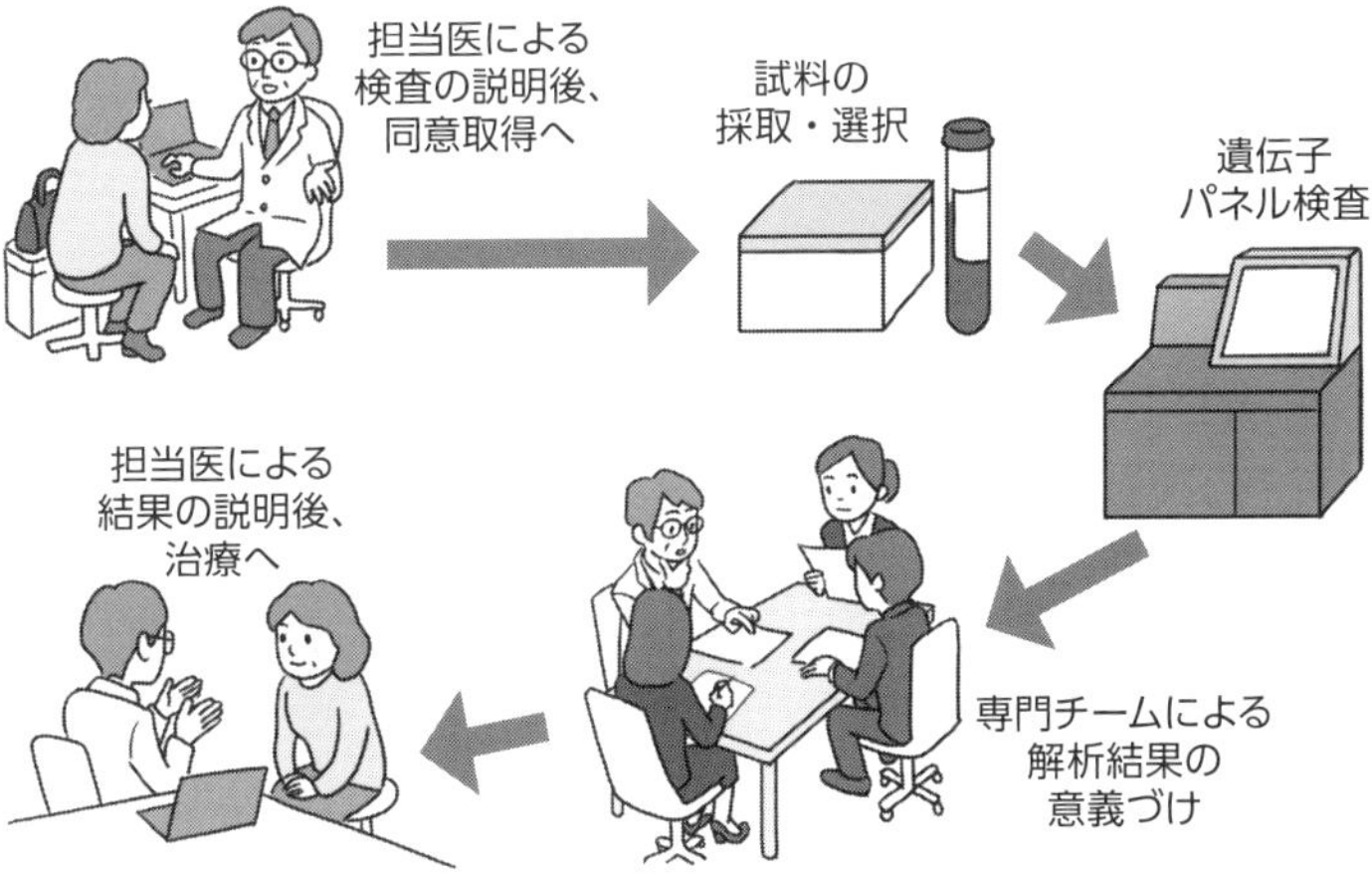

の選択肢が広がる可能性があることです。たとえば、同じ肺がんであっても、原因となる遺伝子はいろいろあり、効果のある治療薬も異なってきます。原因となる遺伝子を特定できれば、より効果が高い治療薬を選択することができます。

従来はコンパニオン診断と言って、遺伝子を一つずつ調べる方法でした。たとえば患者さんのがん細胞の遺伝子Aに変異があるかどうか調べ、変異があればAを標的にした治療薬aを使い、Aに変異がなければ遺伝子Bを調べ、Bに変異があればBを標的にした治療薬bを使うというやり方です。一つずつ調べるので時間と費用がかかったのですが、前述したようにシークエンサーの機能向上により、1回で多数の遺伝子が調べられるようになりました。この検査を「遺伝子パネル検査」（遺伝子プロファイル検査）と呼びます。

遺伝子パネル検査は、多数のがんに関わる遺伝子を網羅的に調べられるので、効率的で時間も短縮でき、費用を抑えることができます。とはいえ、保険適用でないと、患者負担はそれなりに高額になってしまうことがネックでした。がんゲノム医療を推進するためには、遺伝子パネル検査の保険適用が悲願だったのですが、ついに2019年6月1日から公的医療保険の適用になりました。日本のがんゲノム医療普及にとって、ターニングポイントと言えるのではないでしょうか。

国内外でがん遺伝子パネル検査に参入する事業者が増えていますが、事業者によって調べる遺伝子数や場所が異なっています。2019年6月から保険適用になったのは、シスメックスと国立がん研究センターが開発した「NCCオンコパネル」と、中外製薬の「ファウンデーションワンCDx」です。NCCオンコパネルは日本人のがんで多く変異が見られる遺伝子114個、ファウンデーションワンCDxは324個の遺伝子を、1回の検査で調べることができます。

検査は患者さんのがん組織からDNAを取り出し、がん関連遺伝子に変異があるかどうか調べます。

遺伝子に変異があった場合、変異を考察し、どんな治療薬を選択すべきかなど高度な医学的判断が必要なため、病理医、薬物療法専門医、遺伝医学の専門医、遺伝カウンセラー、臨床検査技師などエキスパートパネルと呼ばれる複数の専門家による委員会で議論が行われます。担当医はエキスパートパネルの意見を参考に治療薬を決め、使用を検討します。

「がんゲノム医療」は、標準治療の次の一手

がんの治療に関しては、学問的根拠（エビデンス）に基づいた「がん治療ガイドライン」が定められていて、「手術」「薬物療法」「放射線治療」が標準治療と呼ばれています。そして、第5章で詳しく述べますが、最近では、「免疫チェックポイント阻害剤」が第四の柱として登場しました。

早期のがんであれば、手術で切除して完治する可能性があります。進行したがんであっても、手術、薬物療法、放射線治療を組み合わせて完治するケースも少なくありません。

しかし、手術でがんを取り切れず、再発や転移があり、抗がん剤や放射線治療も効果が見

られなくなった場合など、可能な治療法に限界が出てきます。そのようなケースにおいて、がんゲノム医療では、開発途中の抗がん剤であっても治験に加わる可能性がありま す。また、国内で未承認の治療薬でも、近い将来に保険適用になる可能性なども含めて幅広く治療薬を探すことができます。

そのため、遺伝子パネル検査を公的保険で受けられるのは、標準治療を終了した患者さん、標準治療がない原発不明がん(転移したがんが見つかったけれど、元のがんが発生した場所が不明のがん)や希少がんの患者さんです。費用は56万円で患者さんの自己負担は1割から3割、高額医療費制度が適用されます。

また、検査を受けられる施設は、遺伝子解析を行うことができ、専門の人材を育成するなど、がんゲノム医療を提供する基準を満たしている「がんゲノム医療中核拠点病院」(全国11か所)と、中核拠点病院と連携してがんゲノム医療を行う「がんゲノム医療連携病院」(全国156か所・2019年4月現在)です。ちなみに私の出身の岡山大学病院は、全国で11か所しかない中核拠点病院に指定されています。

11か所の「がんゲノム医療中核拠点病院」でエキスパートパネルがデータを分析できるのは年間4000~5000人程度と見込まれるため、厚生労働省では中核拠点病院を30

か所に増やして数万人の患者さんに対応できるようにする方針です。

がんゲノム医療を可能にした分子標的薬の登場

がんゲノム医療が可能になった背景には、多数の遺伝子を網羅的に調べられる遺伝子パネル検査のシステムができたことと、分子標的薬という新しいタイプの治療薬が登場したことが挙げられます。

がんの特徴は分裂を繰り返して増殖することですが、従来の抗がん剤は細胞分裂が盛んな細胞を攻撃するものでした。したがって細胞分裂が活発な正常な細胞も攻撃されるため、脱毛や嘔吐、白血球の減少、貧血などの重い副作用が生じます。

分子標的薬は、がん細胞が持っている特定の分子（遺伝子やタンパク質）を標的にがん細胞の中に入り込み、がん細胞を破壊したり、増殖を防いだりします。正常な細胞がダメージを受けないため、比較的副作用は軽いとされています。

従来は肺がんなら肺がん、胃がんなら胃がんというように、臓器ごとのがんに対してどの患者さんにも同じ抗がん剤が使われていました。その人に効くか、効かないかは試してみないとわからなかったのです。効果がある場合は良いのですが、効果がないと重い副作用に苦しめられただけという結果になってしまう心配がありました。分子標的薬は遺伝子を調べることで、効果が期待できる患者さんに投与するので有効性が高くなります。

従来の抗がん剤が広範囲な地域を攻撃する絨毯爆撃だとするなら、分子標的薬は人工衛星で敵の拠点を突き止めたピンポイント攻撃といったイメージでしょうか。

2001年に米国で承認された分子標的薬イマチニブは白血病治療に革命をもたらしました。たとえば、慢性骨髄性白血病の標準治療となり、95%が完治するようになったのです。その他、乳がん、肺がん、大腸がん、胃がん、腎臓がん、肝臓がんなどの治療に有効な分子標的薬が開発されています。

がんの「オーダーメイド治療」は可能?

厚生労働省は2018年3月に閣議決定した「第3期がん対策推進基本計画」で、がんゲノム医療を重要な柱と位置づけ、患者一人ひとりに合った「個別化医療」につながるとしています。つまり、がんのオーダーメイド治療を推進していく方針です。

そのためには、さらなる分子標的薬の開発が望まれています。現状では、遺伝子パネル検査を受けたとしても、変異が見つかった遺伝子に効果のある治療薬があるとは限らないからです。国立がん研究センターなどが行った200人余りの臨床研究では、検査の結果に基づいて治療薬を選んで投与できたのは全体の1割程度だったそうです。

そのため、保険診療で行われた遺伝子パネル検査などのゲノム情報、臨床情報は国立がん研究センターに設置された「がんゲノム情報管理センター」への登録が義務付けられています。厚生労働省は学会や製薬企業、機器開発企業などと一定のルールのもとでゲノム情報を共有して、新しい薬の開発などゲノム医療を発展させていく方針です。

保険診療でのがんゲノム医療は始まったばかりですが、ゲノムデータを集積しながら研究を進めていけば、オーダーメイド治療が可能になるのではないでしょうか。

現在は肺や胃など特定の臓器に発症したがんに対し、遺伝子の変異があるかどうかを検査して、治療薬を選ぶという方法です。オーダーメイド治療の将来は、発症臓器に関係なく、多数の遺伝子を調べて、変異のある遺伝子があれば、その遺伝子の変異に効果がある治療薬を選ぶというスタイルになるかもしれません。現在は、発症臓器別の治療から遺伝子変異別の治療への転換期とも考えられます。

がんは遺伝する？

近年話題となっている「先制医療」について、皆さんはご存じでしょうか。先制医療とは、病気の発症前に診断し、予防しようという医療です。がんの先制医療は、遺伝によるがんについて行われます。

まず、がんの遺伝について説明しましょう。がんには遺伝するがんと遺伝しないがんがあります。遺伝するがんは全体の5～10％程度と言われていて、家族性腫瘍とも呼ばれています。本章の冒頭で、遺伝子は生物の形や性質を決める情報だと述べました。体を作り、機能させる設計図の役割を果たしています。そして、遺伝子にはもう一つ大きな働きがあります。親から子へ遺伝情報を伝える役割です。生殖細胞を通じて、子孫細胞に遺伝情報が伝えられています。

細胞は、体細胞と生殖細胞に分類されます。体細胞は筋肉や骨、血液などの細胞です。体細胞の遺伝子に後天的に変異が生じても、次の世代には遺伝しません。しかし、男性の精子細胞や女性の卵細胞に含まれる遺伝子に変異があると、次の世代に伝わります。

こう説明すると、「生殖細胞にあるがんの遺伝子が遺伝するから、がんになる」と思ってしまう人が多いのですが、そうではありません。

がんの関連遺伝子には、細胞の増殖を促す「がん遺伝子」と、増殖を抑える「がん抑制遺伝子」があります。たとえれば、アクセルとブレーキのような関係です。家族性腫瘍のほとんどは、ブレーキの役割を果たす「がん抑制遺伝子」の変異が原因です。

人間の染色体は23対46本あり、それぞれ父親由来のDNA1本と母親由来のDNA1本が対になっています。「がん抑制遺伝子」も、父親由来のブレーキと母親由来のブレーキが2個入っているのです。どちらか片方のブレーキが壊れても（変異）、もう一方のブレーキが正常であれば、その細胞はがんにはなりません。しかし、もう一つのブレーキも壊れてしまうと、がん細胞は増殖する一方になります。

家族性腫瘍の場合、生まれながらに2個の「がん抑制遺伝子」の一つに変異がありまま。「がん抑制遺伝子」の片方の変異を受け継いだ状態で生まれたのです。ですから、ブレーキ1個の状態でスタートしているので、2個持っている人よりも発症までの時間が短くなりがちです。家族性腫瘍は若年で発症しやすいという特徴がありますが、それはこうした理由からなのです。

「がん抑制遺伝子」の変異と家族性腫瘍

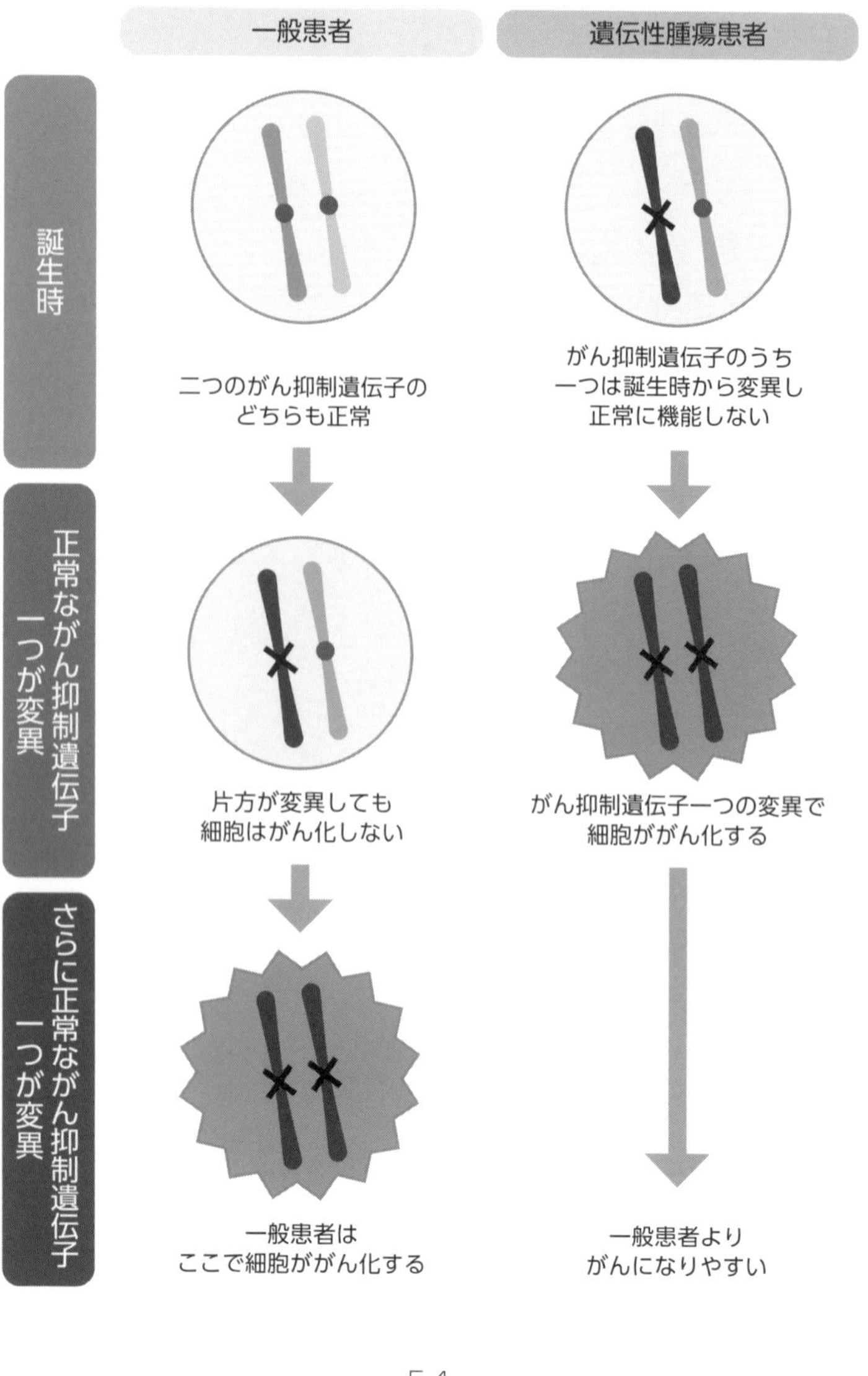
一般患者
遺伝性腫瘍患者
誕生時
正常ながん抑制遺伝子一つが変異
さらに正常ながん抑制遺伝子一つが変異
二つのがん抑制遺伝子のどちらも正常
がん抑制遺伝子のうち一つは誕生時から変異し正常に機能しない
片方が変異しても細胞はがん化しない
がん抑制遺伝子一つの変異で細胞ががん化する
一般患者はここで細胞ががん化する
一般患者よりがんになりやすい

アンジェリーナ・ジョリーさんが受けた「がん先制医療」

病気が発症する前に、先制攻撃で芽を摘んでしまおうというのが「先制医療」です。

ハリウッドの女優アンジェリーナさんが遺伝子検査の結果、乳房と卵巣・卵管を予防のため切除した例が、がんの先制医療として有名です。

アンジェリーナさんの場合、「がん抑制遺伝子」のＢＲＣＡ１に変異があり、乳がんになる確率が87％、卵巣がんになる確率が50％と診断されました。２０１３年に乳房切除を行い、２０１５年には卵巣・卵管の摘出手術を受けた結果、がんになる確率は５％以下にまで低くなったのです。ちなみに彼女の母親は乳がんと卵巣がんで56歳で亡くなり、母方の祖母も卵巣がんで亡くなっているそうです。

米国では遺伝子検査が盛んに行われていて、乳がんの予防切除もそれほど珍しいことではありません。日本では、予防のためとはいえ病気になっていない臓器を摘出したアンジェリーナさんの例は、驚きをもって報じられました。しかし、彼女のように発症率が高ければ、意味のある医療なのです。

もちろん、ＢＲＣＡ１やＢＲＣＡ２など、乳がんや卵巣がんに関わる遺伝子に変異があったとしても、全員が発症するわけではありません。しかし、発症するリスクは高いわけですから、先制医療を受けないまでも、通常のマンモグラフィよりも精度の高い乳房ＭＲＩで定期的な検診を行うなど早期発見に努めることが大事です。

ただし、日本乳癌学会では、卵巣がんや卵管がんに関しては、検診を行っていても進行した状態で見つかるなど検診の有用性が証明されていないと警告しています。一方で卵巣や卵管の予防的切除により、卵巣がんや卵管がんによる死亡リスクが減少することは証明されています。卵巣がんや卵管がんについては、医学的には先制医療を有力な選択肢として考えることが必要だと思います。

遺伝カウンセリングの必要性

家族性腫瘍かどうかを調べる方法として「生殖細胞系列遺伝子検査」があります。遺伝子パネル検査はがん細胞を調べますが、これは、がんになっていない細胞を検査するものです。

また、「体細胞遺伝子検査」である遺伝子パネル検査においても、二次的に家族性腫瘍の遺伝子変異が見つかるケースもあります。

家族性腫瘍の可能性があるとわかった場合、「がんになってしまう」と恐怖心に襲われたり、自分の兄弟や子どもは大丈夫だろうかという心配が出てきたりします。そのため、「生殖細胞系列遺伝子検査」を受ける場合はもちろん、遺伝子パネル検査の前にも家族性腫瘍の説明をして、生殖細胞に変異があった場合に教えてほしいかどうかの確認をすることになっています。患者さんには「知る権利」と「知らない権利」があるのです。

どこまで本当かわかりませんが、禅宗の高僧から「私は悟りの境地にいるので、ぜひ本当のことを教えてほしい」と言われた医師が、正直にがんを告知したところ自殺してしまったという話があります。これは一種の都市伝説のような話になっていますが、がんと診断された時に、それまで意識していなかった死と向き合うことになり、精神的に動揺する人がほとんどではないでしょうか。

次章以降で述べますが、がん全体の5年生存率は約66%までアップしています。がん＝死ではなくなってきていますが、それでも患者さんにとって衝撃は大きいのです。しかも、家族性腫瘍の可能性があるとわかれば、自分だけの問題ではなくなってきます。

しかし、がんは遺伝子1個の変異だけが原因ではありません。喫煙や飲酒などの生活習慣、あるいはストレスなども関係しています。また、家族性腫瘍であっても必ずしも発症するわけではありません（次ページの図参照）。

遺伝子検査を受けることで、遺伝性の有無を知り、発症リスクを正確に把握し、予防や早期発見・早期治療を行うことが大切なのではないでしょうか。

そんな時に力になると思われるのが「遺伝カウンセラー」です。患者さんにとって遺伝カウンセラーという存在は身近とは言えません。しかし、遺伝カウンセラーは、最新の遺伝医学の知識を持ち、専門的なカウンセリング技術を身に付けています。信州大学大学院や北里大学大学院、お茶の水女子大学大学院など17大学院に認定遺伝カウンセラー認定養成課程が開設されています。養成課程を修了後、認定試験に合格すると認定遺伝カウンセラーになることができます。

遺伝カウンセラーは、患者さんやその家族に適切な遺伝情報や支援態勢などの情報提供を行い、心理的、社会的なサポートをします。医師には話しにくい悩みや不安、疑問を聞いて、解決手段を一緒に考え、将来の選択肢を提示してくれる存在です。遺伝子パネル検査ではエキスパートパネルにも出席します。

遺伝性のがんは、どのように遺伝するのか?

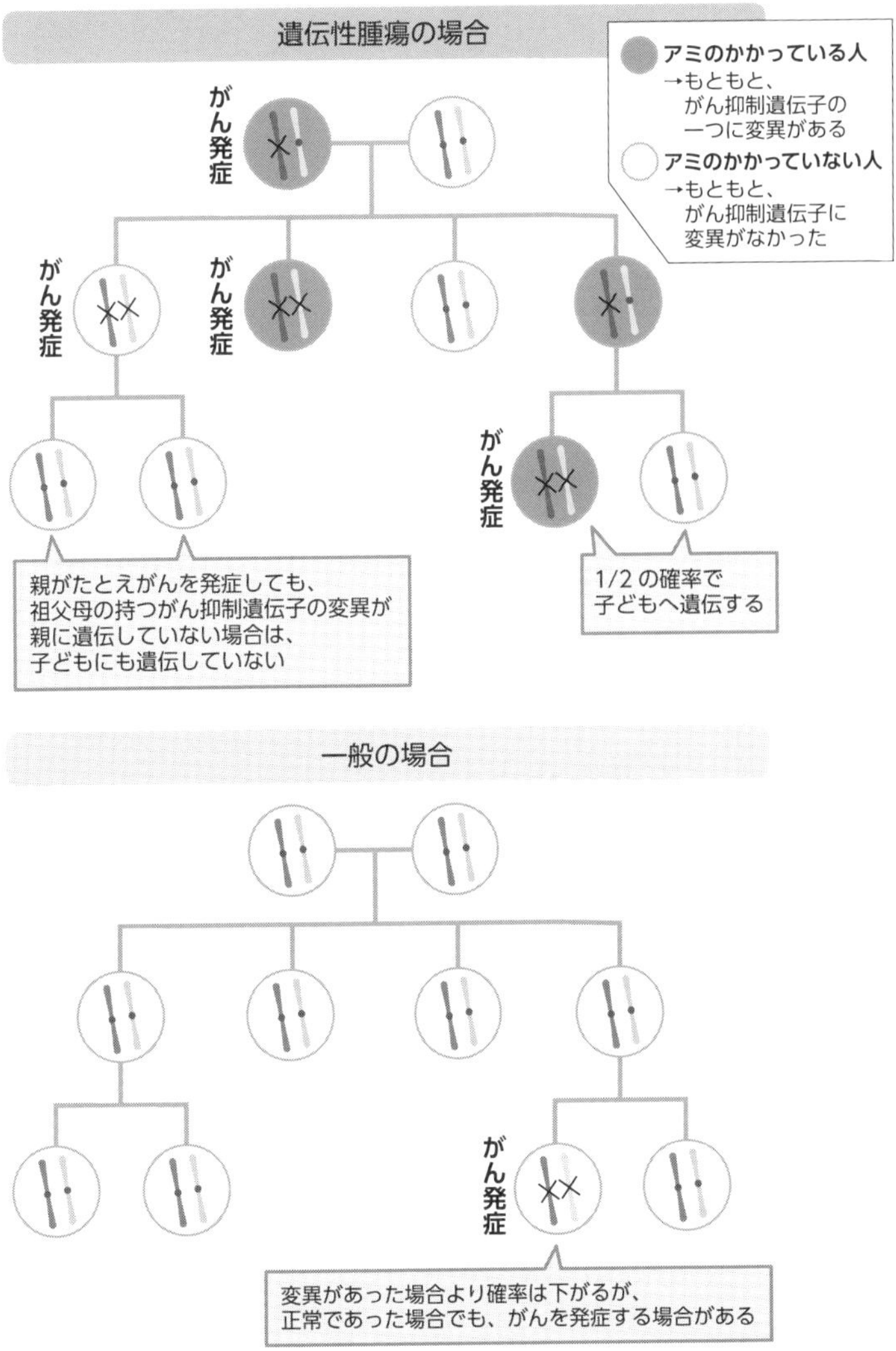
遺伝性腫瘍の場合
アミのかかっている人
→もともと、
がん抑制遺伝子の
一つに変異がある
アミのかかっていない人
→もともと、
がん抑制遺伝子に
変異がなかった
がん発症
がん発症
がん発症
がん発症
親がたとえがんを発症しても、
祖父母の持つがん抑制遺伝子の変異が
親に遺伝していない場合は、
子どもにも遺伝していない
1/2 の確率で
子どもへ遺伝する
一般の場合
がん発症
変異があった場合より確率は下がるが、
正常であった場合でも、がんを発症する場合がある

「自分はがん家系ではないか?」といった漠然とした不安があるようなら、遺伝子検査を受ける前から遺伝カウンセラーに相談に乗ってもらうとよいでしょう。配偶者や子どもなど家族と一緒に相談すればベストです。検査の結果、生殖細胞の遺伝子に変異があった場合、遺伝カウンセラーが継続してカウンセリングを行ってくれます。

ゲノム医療の課題は人材不足

2019年7月に日本学術会議はゲノム医療を推進すべきだという提言を発表しました。欧米や中国では数十万人や百万人規模のゲノム情報を集めるプロジェクトが進み、がん以外の糖尿病や高血圧などの生活習慣病との関係も研究されています。しかし、遺伝子と病気の関係は地域差や民族差があり、提言では、数万人規模の日本人のゲノム解析を進め、日本人に向いた医薬品治療の開発を行うべきだと指摘しています。

そして、ゲノム解析の研究体制の整備と共に、医療現場の人材不足を課題に挙げています。ゲノム医療の知識を持つ医師や看護師、患者さんのカウンセリングを行う遺伝カウンセラーの増員の必要性を訴えています。

認定遺伝カウンセラーは243人（2018年12月現在）しかいません。人口約3億人の米国では約4000人いるので、人口1億2000万人の日本が人材不足であることは明らかです。認定遺伝カウンセラーの養成課程が大学院に設置されたのが2003年からと歴史が浅く、定員も少ないため、急には増員できないという事情があります。

また、がん専門医の制度も歴史が新しく、2007年に「がん薬物療法専門医」が、2009年に「がん治療認定医」がスタートしています。こうした専門医や看護師、薬剤師など医療スタッフが、さらにがん遺伝子パネル検査などゲノム医療について熟知する必要があります。

私は「がん治療認定医」の資格を取っていますが、私の病院の看護師などスタッフにもがんや新しいゲノム医療について詳しく知ってもらいたいと考えています。また、がん医療やゲノム医療の普及には、患者さん側の理解も欠かせません。それが本書の執筆の動機の一つにもなっているのです。

コラム

ヒトの遺伝子はマウスよりも少ない！

ヒトの遺伝子の数は、2万個程度とされています。ヒト以外の生物の遺伝子数も解明が進み、ヒトの遺伝子数が想像していたより少ないことがわかってきました。

2017年に出版された『ワトソン遺伝子の分子生物学 第7版（東京電機大学出版局）』によると、ヒトの遺伝子数が約2万個であるのに対し、マウスは2万2000個程度で、ヒトよりもマウスのほうが多いのです！ ヒトよりも単純な生物である大腸菌の遺伝子数は4400個程度。ヒトは大腸菌の約4・5倍の遺伝子しかないことになります。

また、2007年に国際プロジェクトでイネの遺伝子は3万2000個と推定され、2013年には日本でカーネーションの全ゲノムを解読し、約4万3000個の遺伝子を明らかにしました。イネやカーネーションは、ヒトの1・5～2倍もの遺伝子を持っていることがわかったのです。

大腸菌に比べ、構造も機能もはるかに複雑な人間が、遺伝子数では圧倒的に多いわけではなく、マウスやイネより少ないのはどうしてなのでしょうか。遺伝子領域ではないDN

Aの大半の部分に謎を解く鍵があるのではないかと推定され、研究が進みつつあります。近い将来に答えが得られるのではないかと期待しています。

コラム　郵送キットの遺伝子検査は有効?

病院で行う本格的な遺伝子検査とは別に、郵送キットを使った簡便な遺伝子検査もあります。唾液や口腔粘膜を採取して遺伝子解析業者に郵送すると、各種のがんや生活習慣病の発症リスクを知らせてきます。

こうした郵送キットの遺伝子検査を「なんちゃって遺伝子検査」だと否定的にとらえる専門医もいます。もちろん、病院で行う遺伝子検査とは検査方法や検査項目、解析項目が違いますので、わかる内容も違えば検査費用も異なります。

しかし、仕事が多忙でも検査が受けられ、数千円から2万円程度の費用ですむのは郵送キットのメリットでしょう。

ただし、医師や遺伝カウンセラー、薬剤師など医療従事者のアドバイスは受けられません。会社によって結果が異なるケースも出てくるかもしれません。利用する場合は、こうしたデメリットも踏まえておくべきでしょう。

第2章

そもそも「がん」の正体って何？

「良性腫瘍」と「悪性腫瘍」の違い

	良性腫瘍	悪性腫瘍
発育形式	膨らむように大きくなる	食い込むように大きくなる（浸潤する）
増殖速度	比較的緩やか	比較的速やか
転移	ほとんどない	ある
再発	ほとんどない	ある
全身への影響	ほとんどない	ある

悪性腫瘍と良性腫瘍の違い

がんは「悪性腫瘍」とも呼ばれます。腫瘍とは「できもの」のことですが、腫瘍＝がんというわけではありません。腫瘍には悪性と良性のものがあるのです。上の表を見てください。

悪性腫瘍（がん）には、次のような特徴があります。

・勝手にどんどん増え続ける。

・周囲に食い込むように大きくなるため、周囲との境界がハッキリしない。あちこちに転移する。

・他の正常な組織が摂取しようとしている栄

養を横取りしてしまう。

一方、良性腫瘍は「良性」と名付けられていますが、体に良い影響があるという意味ではありません。悪性腫瘍に比べたら、あまり悪い影響をもたらさないという意味で使われているだけです。

良性腫瘍も細胞が勝手に増え続けますが、周囲に広がったり、転移したりはしません。また、周囲との境界がハッキリしています。増えるスピードも悪性に比べるとゆるやかです。良性腫瘍は切除すれば、再発することはほとんどありません。代表的な良性腫瘍は子宮筋腫や卵巣嚢腫です。

「がん」と「癌」の違い

悪性腫瘍全般のことを一般的に平仮名で「がん」と称しますが、悪性腫瘍が体のどこでできたかによって、次のように分類されています。

・上皮性腫瘍

上皮は皮膚や粘膜など体や臓器の表面を覆う組織で、外界とつながっています。この上皮細胞から発生するがんが上皮性腫瘍です。肺がん、胃がん、大腸がん、子宮がん、卵巣がんなどが代表的な上皮性腫瘍です。

内臓は外界とつながっていないように見えますが、肺がんができる気管支上皮は鼻を通じて外界とつながっていますし、胃がんができる胃の粘膜は、口や肛門を通じて外界とつながっています。悪性腫瘍で最も多いのは、この上皮性腫瘍です。上皮性腫瘍は漢字の「癌」と書いて、悪性腫瘍全般を指す「がん」と区別していることが多いです。英語ではカルチノーマと言います。

・肉腫

骨や肉、脂肪など外界とつながっていない細胞（間葉系細胞）から発生するがんが肉腫です。英語ではサルコーマと言います。骨肉腫、軟骨肉腫、平滑筋肉腫、血管肉腫などが代表的なものです。

・血液系悪性腫瘍

血液をつくる骨髄やリンパ節を造血器と言い、造血器から発生するがんには、白血病や悪性リンパ腫、骨髄腫などがあります。血液系悪性腫瘍以外は、かたまりを作って増えていくので、血液系悪性腫瘍を「血液がん」、それ以外を「固形がん」と分類することもあります。

以上のように、「癌」は特に上皮細胞に由来する悪性腫瘍、これに対して「がん」はすべての悪性腫瘍を指しています（本書では「がん」で統一しています）。

がんの発生メカニズム①：遺伝子のコピーミス

がん細胞は、正常な遺伝子に2～10個程度の傷が付く（変異する）ことで発生すると言われています。では、なぜ遺伝子に変異が生じるのでしょうか。

遺伝子のコピーミスが原因と考えられています。

私たちの体は約37兆個の細胞でできていますが、日々新陳代謝を繰り返しています。髪の毛が抜け落ちたり、皮膚をこするとアカが出てきたりするのは、髪の毛や皮膚の細胞が死んでいるということ。私たちの体は、死んでいく細胞と新しく生まれる細胞によってバランスが取れているのです。

新しい細胞は、細胞分裂によって供給されます。その際にDNAにある30億対の文字列（塩基配列）を複製する必要があります。膨大な量を複製するので、一定の割合でコピー

多段階発がんの仕組み

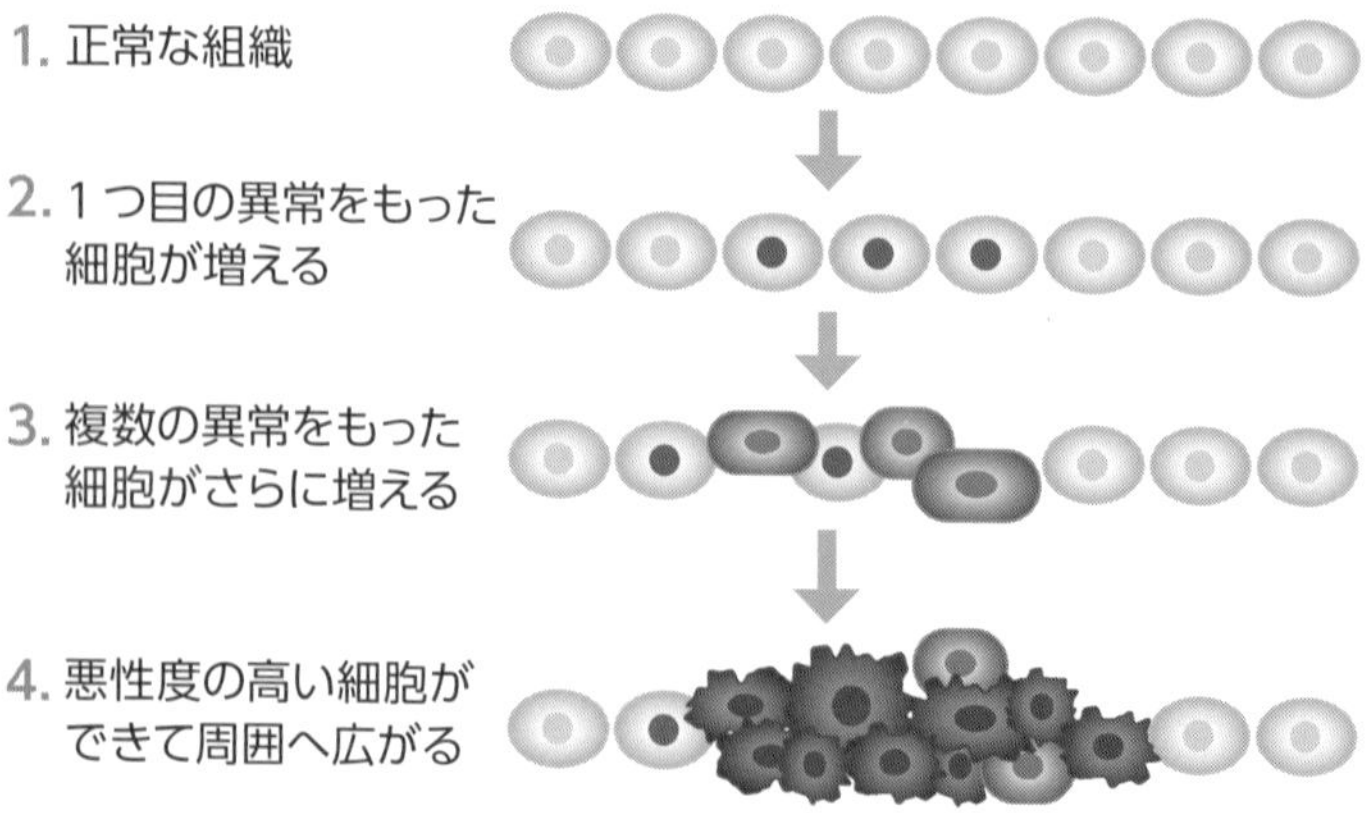
1. 正常な組織
2. 1つ目の異常をもった細胞が増える
3. 複数の異常をもった細胞がさらに増える
4. 悪性度の高い細胞ができて周囲へ広がる

出典：国立がん研究センター がん対策情報センター

ミスが生じ、突然変異が起こるのです。

がんの発生メカニズム②：生活習慣や感染等による遺伝子変異の蓄積

コピーミスの原因として、喫煙や飲酒などの生活習慣、肝炎ウイルスやヘリコバクター・ピロリ菌などの感染が挙げられます。

国立がん研究センターが行った日本人のがん発生要因の調査研究によると、男性の1位が喫煙、2位が感染、3位が飲酒でした。女性は1位が感染、2位が喫煙、3位が飲酒となっています。

喫煙や飲酒、感染などによって、特定の組織に長期にわたって炎症が起きると、組織が傷つき、再生を繰り返すうちに遺伝子に突然変異が生じてしまいます。

喫煙は肺がんやその他のがんの原因となり、飲酒は口腔がんや食道がん、大腸がん、肝臓がんなどのリスクを上げます。B型やC型の肝炎ウイルスは肝臓がん、ヘリコバクター・ピロリ菌は胃がんの発生原因になります。

こうした生活習慣などによる遺伝子変異は、20年、30年という長い時間をかけて蓄積していきます。正常な状態から徐々にがんに向かって進んでいくので「多段階発がん」と呼ばれています。

がんの発生メカニズム③：加齢による免疫力の低下

実は、健康な人でも毎日がん細胞が発生しています。一説によると1日に5000個とも言われています。しかし、人間の体には免疫システムがあり、細菌やウイルスなど異物を排除してくれます。日々生まれるがん細胞に対しても、免疫細胞（リンパ球）が異物と認知して殺してくれているのです。

しかし、がん細胞はもともと正常な細胞から発生しているので、免疫細胞にとっては異

年齢によるがん死亡率の変化

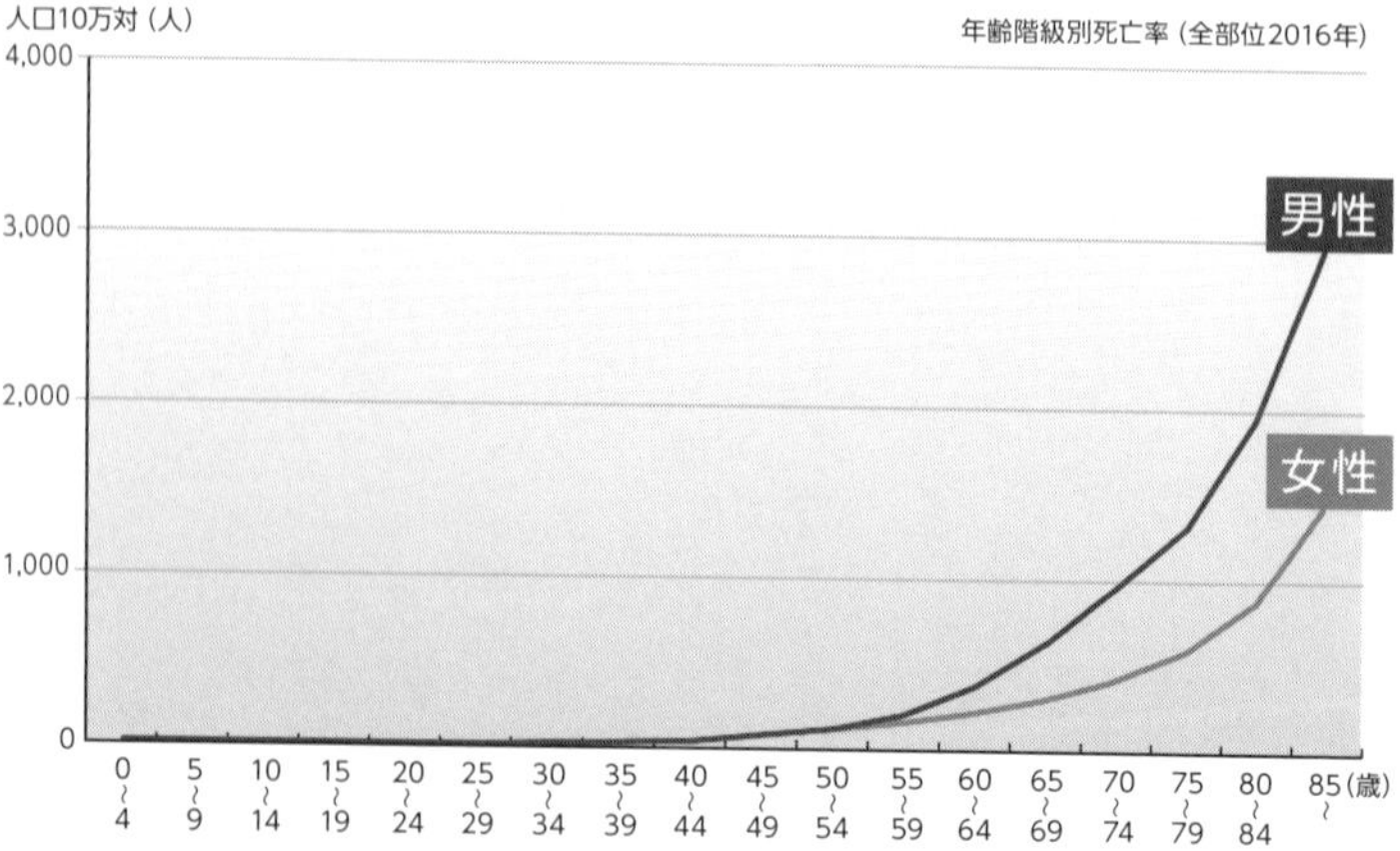

出典：国立がん研究センター がん対策情報センター

物とは認識しにくいので見逃すことも出てきます。さらに、年齢と共に免疫力は低下します。免疫力は20代をピークに、50代ではおよそ半分に落ちるとも言われています。

年齢を重ねていくと、遺伝子変異が積み重なってがん細胞が増え、免疫力が低下することで生き延びるがん細胞が多くなってしまうのです。

ですから、がんは老化の一種とも言えます。高齢者にがんが多いことは、データでも明らかになっています。男女とも60代から発症が多くなり、高齢になるほど高くなっています（上図参照）。

がんの発生メカニズム④：ドライバー遺伝子

徐々に長い時間をかけてがん細胞が増える「多段階発がん」ではなく、特定の遺伝子がいくつか変異するだけで、正常な細胞が瞬く間にがん化してしまうケースがあります。

私自身、最近、新聞や雑誌を見る時に、「がん」に関連した話題に目を向ける機会が多くなりました。この分野では、「ドライバー(運転手）遺伝子」や「パッセンジャー(乗客）遺伝子」という言葉を見かけましたので、皆さんにご紹介します。

がん遺伝子・がん抑制遺伝子といった、がんの発生・進展において直接的に重要な役割を果たす遺伝子をドライバー遺伝子と呼びます。ですからドライバー変異とは、遺伝子異常ががん化に直接関わっている遺伝子の変異ということになります。一方で、パッセンジャー変異とは、たまたま、がん化した細胞にすでに起こっていた、あるいは、がん化の後に起こったが、がん化には関係していない遺伝子の変異のことです。

ではいったい、いくつの遺伝子異常が起こるとがんになってしまうのでしょうか？

これについては、がんの種類やステージによっても異なり、まだその全容は明らかにされていませんが、２０１５年11月に臨床分野で世界的に権威のある雑誌『New England Journal of Medicine』に興味深い論文が報告されました。

この論文は、多くのがん組織のゲノム解析を実施した結果、「Three strikes and you're out」と警告しています。つまり、「ドライバー遺伝子の三つの遺伝子異常（3ストライク）でアウト（がんができる）」ということです。少々専門的ですが、論文では、解析の中で、がん化のプロセスを、「Breakthrough」（勃興期）、「Expansion」（拡大期）、「Invasion」（浸潤期）の3段階に分けています。

大腸がんの場合、勃興期にはＡＰＣ（やその関連分子）、拡大期にはＫＲＡＳ、浸潤期にはｐ53などが重要な分子だと定義しています。さらなるエビデンスが必要だと思いますが、非常にインパクトのある表現で、「三つの変異だけでがんになる!?」と恐ろしい気分にもなりますね。

一方、治療の観点から見れば、原因の明らかな「ドライバー遺伝子」を阻害あるいは修復できれば、がんは治せるのではないかと期待されます。実際に、ドライバー遺伝子の変異に対応して、特異的に阻害する分子標的薬（抗体医薬品など）の開発が進み、その奏功率は高いことが報告されています。

がんの「ステージ」って何？

2019年9月、上皇后様が東京大学病院で乳がんの摘出手術を受けられました。乳がんの大きさは1センチ弱で、リンパ節への転移もなく、ステージ1だと報道されました。無事に退院されたという続報に、私もほっとしました。

がんの手術や闘病などの報道で、必ずと言ってよいほど出てくる「ステージ」という言葉があります。「がんのステージって、どうやって区別しているの？」「がんのステージはどこまであるの？」と疑問に思っている読者もいらっしゃるでしょう。がんのステージについて、説明したいと思います。

ステージとは、がんの状態を客観的に示す指標で、「病期」とも言います。がんが体の一部分にとどまっているのか、広い範囲に拡大しているのかの目安になるものです。

ステージの分類は、通常、TNM分類と呼ばれる方法で行われ、0～Ⅳ期の5段階に分けられます。分類は三つの要素を組み合わせて決められますが（次ページ図参照）、がんの種類によっても異なります。

がんのステージ分類とは？　(例：胃がん)

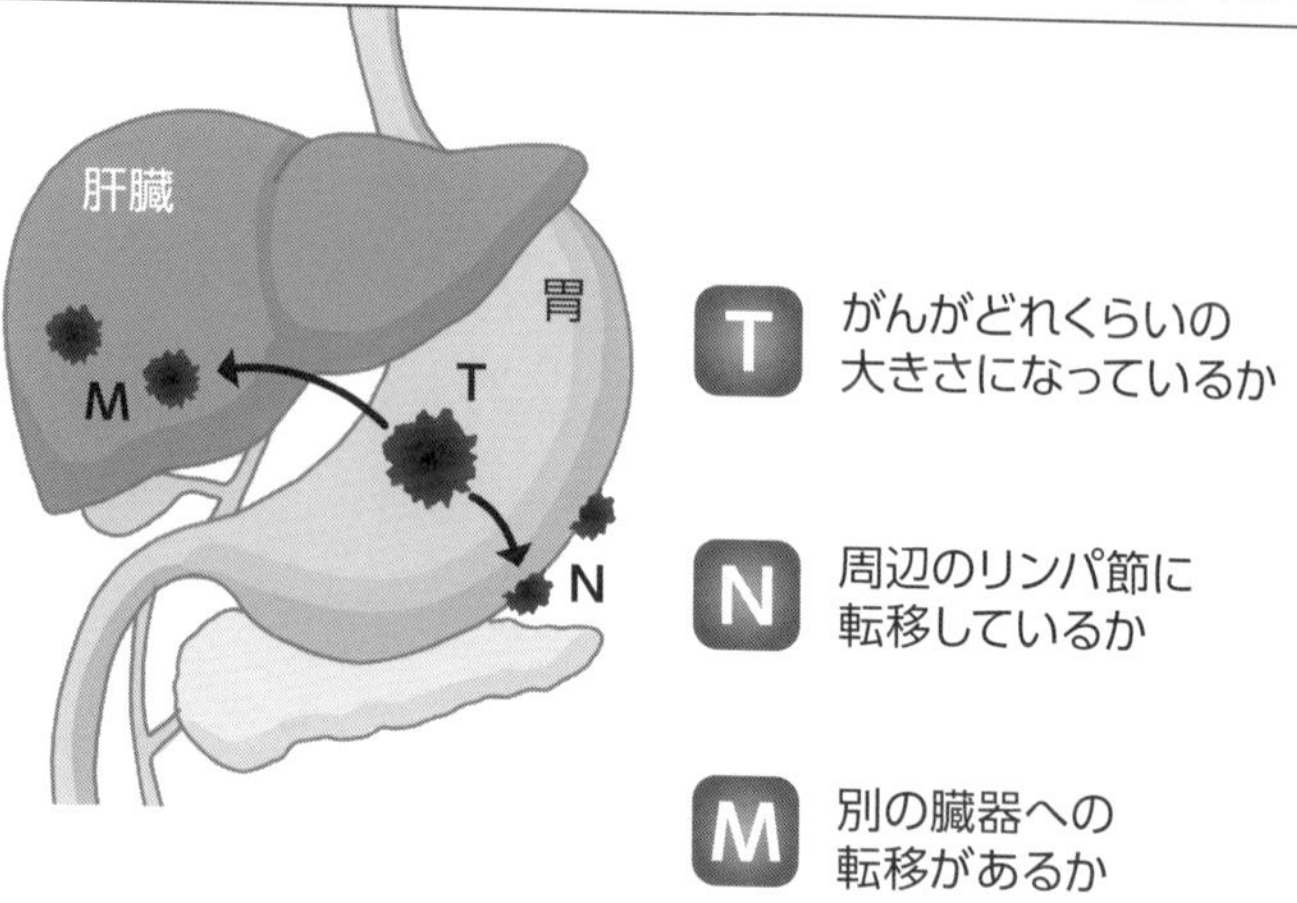

・T：がんがどのくらいの大きさになっているか。
・N：周辺のリンパ節に転移しているか。
・M：別の臓器への転移があるか。

0期に近いほどがんは小さく、Ⅳ期に近いほどがんは広がっています。0～Ⅱ期は発生した臓器にとどまっていて、リンパ節への転移があるとⅢ期（臓器によっては転移が少数ならⅡ期の場合も）、他の臓器への転移があればⅣ期となります。

ステージは、がんの治療方針に重要な指標となっています。ステージが進むにつれ、手術だけではがんを取り切れなくなり、他の療法と組み合わせることになり、通常、ステージ4になると手術は行いません。

また、がんの種類ごとにステージによる5年生存率が出ています。ステージが進むにつれ、5年生存率が下がるなど、治りやすさや治りにくさの指標になっています。

標準治療のメリットとデメリット

がんの治療の基本は「手術」「化学療法」「放射線治療」です。科学的根拠に基づいて行われていますが、それぞれメリットとデメリットがあります。

・病巣を切除する手術

腫瘍を切除するので、検査でわからないような微小ながん細胞の転移がなければ、完治する可能性が高いことが最大のメリットです。

ただし、臓器を切除するので臓器の機能が失われる場合があること、全身の回復が遅くなることなどがデメリットです。こうしたデメリットをカバーするため、切除する部分をできるだけ少なくする縮小手術や体への負担が少ない内視鏡手術なども選択されるようになってきました。

・全身に効果がある化学療法

化学療法（薬物療法）は、主に抗がん剤でがん細胞を死滅させたり、減らしたりします。抗がん剤は血液を通して全身に行き渡るので、転移した小さながんに効果があります。しかし、正常な細胞にも影響を与えるため、脱毛や吐き気、しびれなどの重い副作用が伴うことも少なくありません。現在は、がん細胞だけに効く分子標的薬が開発され、標準治療になっている場合もあります。

・がん細胞に照射する放射線療法

がんの病巣に放射線を照射してがん細胞を死滅させます。検査技術や照射技術の進歩によって、がんの位置を正確に測定し、病巣のみに照射できるようになり、効果が向上しています。ただし、通常のX線は体表近くで線量が最大になり、体内に進むにつれ線量は低下します。したがって、深部のがんを死滅させようとすると、正常細胞にも影響を与えてしまいます。

最近は、正常細胞にあまり影響を与えないよう、病巣に達した時に線量が最大になるように調節できる粒子線治療も実用化され、一部のがんでは保険適用になっています。

がんの転移はどうやって起こる?

がんを治療するうえで、転移があるかどうかは重要なポイントになります。転移について少し詳しく説明しようと思います。

最初にできたがんの場所（原発巣）から、がん細胞が別の場所に移動して増えることを転移と言います。移動する経路としては、次の三つが挙げられます。

・**リンパ行性転移**

リンパ管に入り込み、リンパ液の流れが集まるリンパ節に移動し、リンパ液の流れに沿って他の場所へ移って増殖します。

・**血行性転移**

血管壁の薄い静脈流や毛細血管から入り込み、血流に沿って移動します。肺や肝臓など血液が大量に流れ込む場所への転移が多いです。

・**播種**《はしゅ》

がんのできた臓器からがんの細胞が剥がれ落ち、近くに種をまくように散らばって広が

がんの再発・転移の例

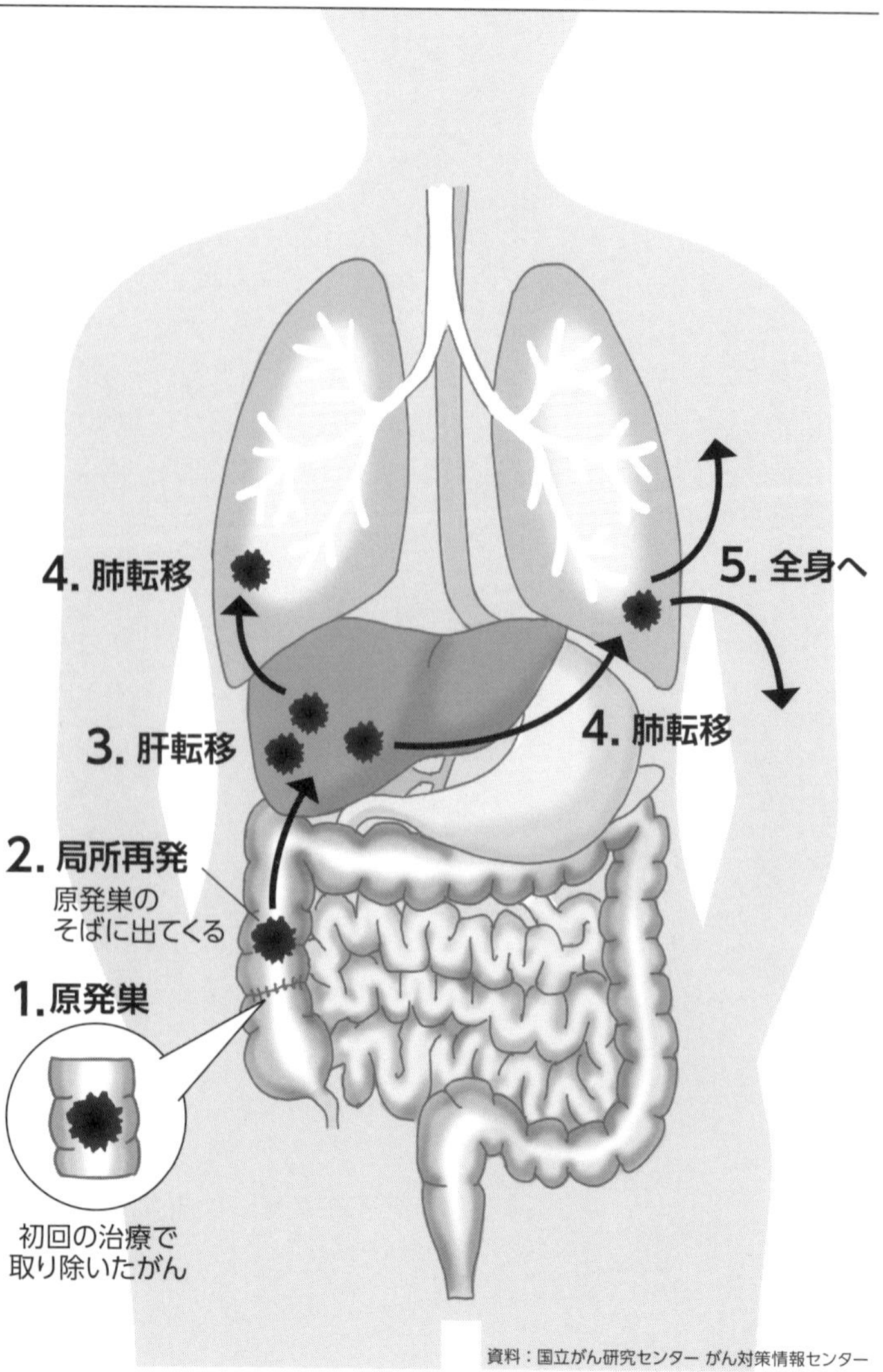

資料：国立がん研究センター がん対策情報センター

ります。

転移したがん細胞は原発巣と同じものです。乳がんが肺に転移した場合、乳がんの肺転移と呼びます。肺にできたがんは、乳がんと同じ性質を持っています。ですので、治療する場合、二次的に肺にできたがんに対しては、乳がんに効果のある抗がん剤でなければ意味がありません。がんが進行した段階で見つかった場合、原発巣がどこか、その腫瘍が原発なのか転移なのかを診断することが、きわめて重要になってきます。

転移したがん細胞はオリンピック・チャンピオン？

がんが原発巣にとどまっていれば、手術などで取り除いて完治する可能性が高くなります。したがって、いかに転移を防ぐかが大事になります。

転移の流れに関しては次のように考えられています。

血液やリンパ液などにがん細胞が流入していく中で、ほとんどのがん細胞が死滅しますが、すべての障壁をクリアしたごく少数のがん細胞が転移に成功します。転移に成功するのは数百万個に1個程度と推測されるため、転移したがん細胞をオリンピックの十種競技

「転移」のおおよその流れ

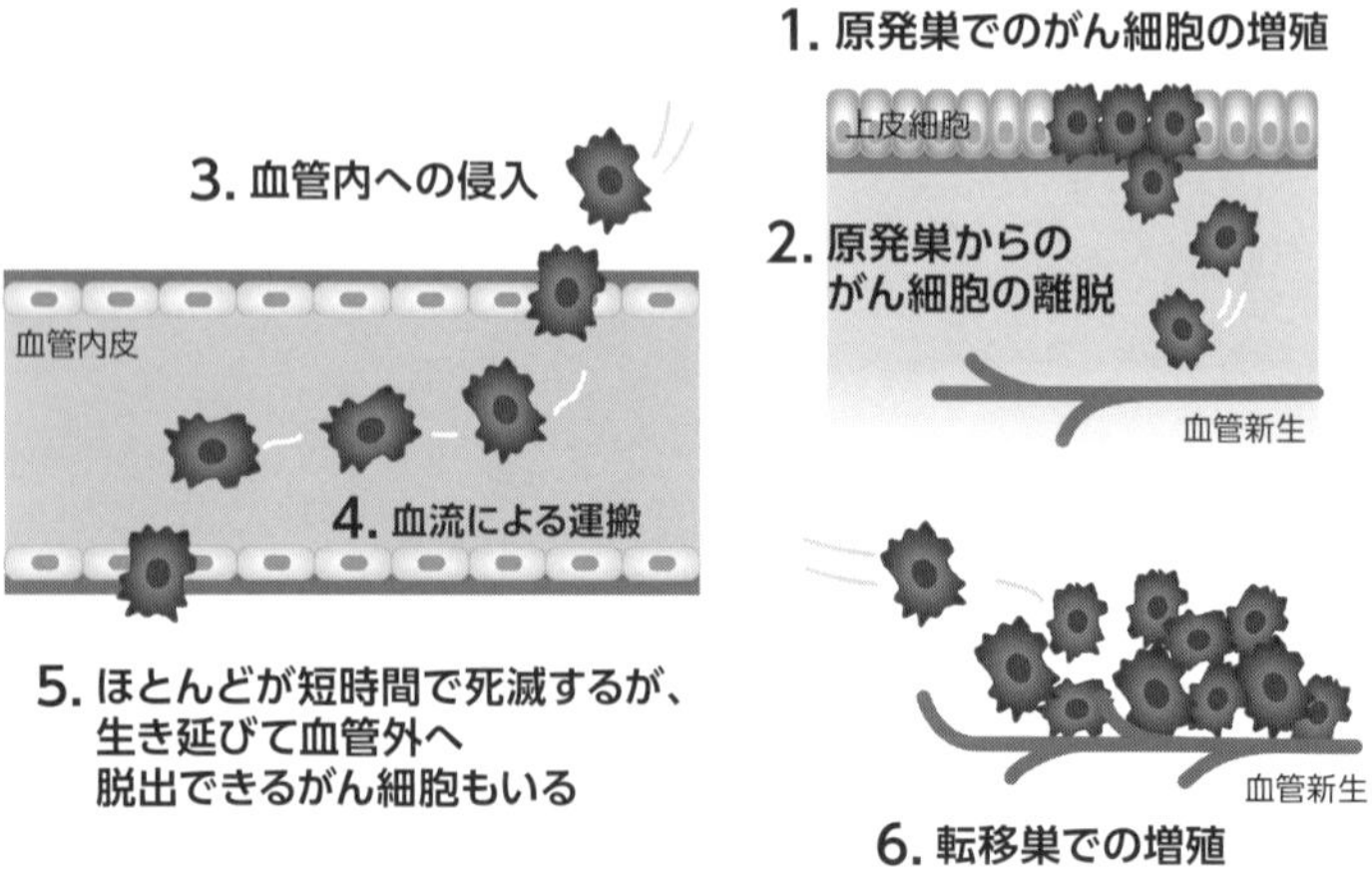

のチャンピオンにたとえる研究者もいます。
具体的には、おおよそ次のような流れです（血行性転移の場合）。

1. **原発巣での増殖**

2. **原発巣からがん細胞の離脱**

細胞同士の接着剤の役割を果たすタンパク質が機能を失うことで、がん細胞は原発巣から離脱します。

3. **血管内への侵入**

細胞の外側にある細胞外マトリックス（ECM）という成分を分解して移動を開始。他のECMに接着、分解、移動を次々と繰り返し、血管内に侵入します。

4. **血流による運搬**

血管内に侵入したがん細胞は血流によって

運搬されますが、免疫システムの攻撃などでほとんどが短時間で死滅します。

5. 脱出できるがん細胞もいる

短時間内に血管外に脱出するか、転移臓器の血管内皮細胞に接着できたがん細胞のみが生き延びることになります。

6. 転移臓器での増殖

これらの転移過程では、血管内だけでなく、すべてで免疫システムの攻撃から逃れなければなりません。まさに転移できたがん細胞はオリンピック・チャンピオン並みの強さを持っていると言えます。

転移しやすい臓器はあるのか？

がん細胞の転移については、転移しやすい臓器があると考えられています。

一つはがん細胞を運ぶ血液やリンパ液の流れに沿っているとするもので、「解剖学的機構論」と呼ばれています。例を挙げると、大腸から流れる血液は肝臓へと流れていくので、大腸がんでは肝臓への転移が多く見られます。

もう一つの考え方は、がん細胞が転移した臓器で増殖しやすいかどうかです。植物の種をいろいろな場所にまいても、その植物に適した土壌でしか発芽して成長することはできません。同様に、がん細胞の転移も増殖に適した臓器で可能だとする「種と土壌説」があります。前立腺がんや乳がんの骨転移などが、その例として挙げられます。

実際には、この二つの要因が複雑に関わって、がん細胞は転移しているようです。

がんと共存する「がんサバイバー」

がんの治療法の進歩により、がんの生存率は上がっています。国立がん研究センターの最新の統計では、がん全体の5年生存率は66・4％となっています。早期発見・早期治療を行えば、長期生存が可能になってきていると言えるでしょう。

日本では一般的にがん治療後に長期生存した患者さんを「がんサバイバー」と呼んでいますが、海外では再発・転移したかどうかに関係なく、がんと診断された人すべてをがんサバイバーと言います。がん患者は初期治療の後、再発や転移への不安を抱えながらも、いかに日常生活を送り、仕事にも復帰できるようにするかなど、がんと共存することを目指しているからです。

日本でも、がんと診断されたがんサバイバーに対する支援を行うため、2013年に国立がん研究センターに「がんサバイバーシップ支援研究部」が設置されました。がんの患者さんが診療を受けながら、前向きに生きていける社会を目指し、支援体制を作り、研究を進めていこうとしています。

高齢社会を迎えてがんになる人は多くなり、がん治療が進化するほど長期生存者は増えていくでしょう。がんを慢性病のようにコントロールしながら共存していくことは可能だと思います。

コラム　がんの転移に重要な役割を果たすタンパク質を明らかにした私の後輩

原発巣から離脱したがん細胞は、血管やリンパ管に入り込み、血流やリンパ液の流れに沿って移動しますが、他の臓器や器官に接着できないと転移できません。がんの転移には接着分子が大きな役割を果たしているのです。そのことを証明した一人が、S100という接着タンパク質を研究している阪口正清・岡山大学医歯薬総合研究科教授です。

私は米国留学から帰国直後、半年ほど岡山大学医学部の細胞生物学教室に在籍させていただいて研究していましたが、彼はその時、隣に机を並べていた後輩です。当時からS100タンパク質の研究をしていましたが、解析を進めていくうちに、がんの転移に重要な役割を果たしていることがわかったのです。現在は、がんの転移のほか、がんの遺伝子治療、がん幹細胞を標的にした新治療法の開発などに取り組んでいます。

彼の研究は米国がん学会研究奨励賞を受賞するなど、国際的にも認められています。母校の後輩が世界に向けて研究成果を発信していることは大変うれしく、今後の活躍にも期待しています。

コラム

好中球ががん細胞のボディガード役!?

5種類ある白血球の一つである好中球は、体内に侵入してきた細菌など異物を殺傷する役割を持っています。地球防衛軍ならぬ生体防衛軍（免疫システム）です。好中球は敵を捕らえるため、自ら変形しながら血管の壁をすり抜けるなど自由に遊走しています。

この好中球に、腫瘍から離脱したがん細胞が接着して結合し、自らの移動に利用していることがわかりました。

２０１９年２月に『Nature』に掲載された「Sticking together helps cancer to spread」というタイトルの論文で、がん細胞と好中球が集団を作り、がん細胞が攻撃されないようにして、転移を行っていることが報告されています。

がん細胞が好中球に抱きついて、まんまと自らのボディガードにしながら血管をすり抜けるなど転移に利用しているのです。何と頭の良い、恐るべき、がん細胞でしょう！

第3章

「そうなる前の」がん予防

死亡リスクを下げるがん検診

「はじめに」でも述べましたが、欧米ではがん検診の受診率が70～80％と高率ですが、日本では40％程度と先進国で最低クラスです。がん検診の受診率の低さが、日本でがんによる死亡者が増えている原因の一つに挙げられています。

では、最先端の検査を受けて小さながんをすべて発見し、治療すればいいのかと言えば、そうではありません。がんの中には進行がんになるまでの期間が非常に長く、寿命に影響しないものもあります。そうしたがんを見つけても、検査による放射線被曝などのデメリットのほうが大きくなってしまうでしょう。

がん検診の目的は体内にあるすべての小さながんを見つけることではなく、早期発見で死亡リスクを下げることができるがんを発見することです。

したがって、検診すべきなのは、数年で進行し、大きくなれば命に関わるようながんです。たとえば、年1回便潜血検査（検便）を受けるだけで、大腸がんの死亡リスクは30～60％も低下するとされています。

科学的に有効と証明されたがん検診

対象臓器	効果のある検診方法
胃	**胃X線検査　胃内視鏡**
子宮頸部	**子宮頸部細胞診**
乳房	**視触診と** **マンモグラフィ**（乳房X線）の併用
肺	**胸部X線と** ハイリスク者に対する**喀痰細胞診**の併用
大腸	**便潜血検査** **大腸内視鏡**

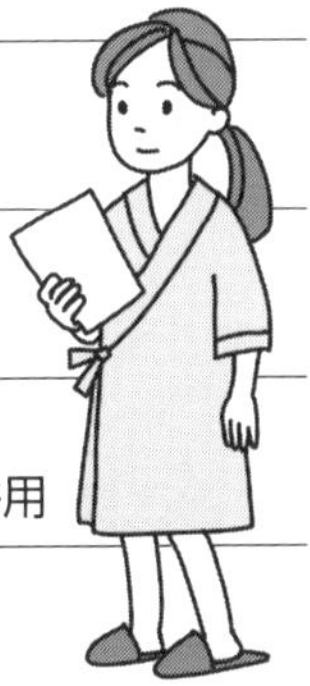

厚生労働省では、死亡リスクを下げられると科学的に証明されたものとして、肺、大腸、胃、乳房、子宮頸部の五つのがんの定期検診を推奨しています（上図参照）。

「毎年定期検診に行くのは時間もないし、おっくう。症状が出たら病院に行けばいいのでは」と考えている読者も多いでしょう。しかし、がんはかなり進行してから症状が出てくるので、異変を感じてからでは遅いのです。

画像診断でもがんが1センチくらいにならないと診断できません。通常、がんが1センチになるまで10〜20年かかりますが、1センチのがんが5センチになるのは数年でしょう。たとえば、1センチの乳がんが2センチになるのは2年ほど。ですから2年に1回定期検診を受ける必要があるのです。

1回受けて「異常なし」だったからと、次の検診を受けないのでは意味がありません。初回の検診で見つからなくても、検診を継続することでがんを発見できる確率が高まり、死亡リスクを下げることができます。

がん検診には市区町村などで行う住民健診などと、人間ドックなど任意で行う検診があります。市区町村の住民健診や職域・医療保険者の保健事業として行われる検診は、公的な予防対策なので、費用は無料か少額の自己負担ですみます。

検診で予防可能な「五大がん」

検診で早期発見が望まれる五つのがんについて、それぞれのがんの特徴や検査法、治療法について説明しましょう。治療方針はがんの状態や患者さんの年齢や全身状態などにより違ってきますが、ここでは基本的な治療について紹介します。

がんの罹患数（全国合計値）が多い部位（2014年）

	1位	2位	3位	4位	5位
男性	胃	肺	大腸	前立腺	肝臓
女性	乳房	大腸	胃	肺	子宮
男女計	大腸	胃	肺	乳房	前立腺

資料：国立がん研究センター（地域がん登録全国合計によるがん罹患データ）

がんによる死亡数が多い部位（2017年）

	1位	2位	3位	4位	5位
男性	肺	胃	大腸	肝臓	膵臓
女性	大腸	肺	膵臓	胃	乳房
男女計	肺	大腸	胃	膵臓	肝臓

資料：国立がん研究センター（人口動態統計によるがん死亡データ）

肺がん

肺がんは、気管支や肺胞の細胞ががん化したものです。主な原因は喫煙や受動喫煙です。早期にはほぼ無症状で、進行すると慢性的な激しい咳《せき》や血痰《けったん》、胸痛などが出ます。

肺がんはがんの中で死亡数が一番多く、罹患数では3番目です（前ページの表参照）。進行するまで症状が出ないので、発見が遅くなると生存率が下がってしまいます。5年生存率はⅠ期だと82・0％ですが、Ⅱ期になると50・2％、Ⅲ期は21・3％、Ⅳ期は4・9％と激減。早期発見が大事ながんなのです（本書においては、以降の5年生存率は、2019年2月現在の全国がんセンター協議会の生存率協同調査によっています）。

なお、タバコの害と禁煙外来については次章で触れましたので、参考にしてください。

●定期検診で行う胸部X線検査、喀痰細胞診

肺がんの定期検診では問診と胸部X線検査が行われます。肺の入り口は気管支や心臓、胸骨などが重なっていてX線では写りにくいのですが、肺野部（末梢部）はすみずみまで

タバコと肺がん

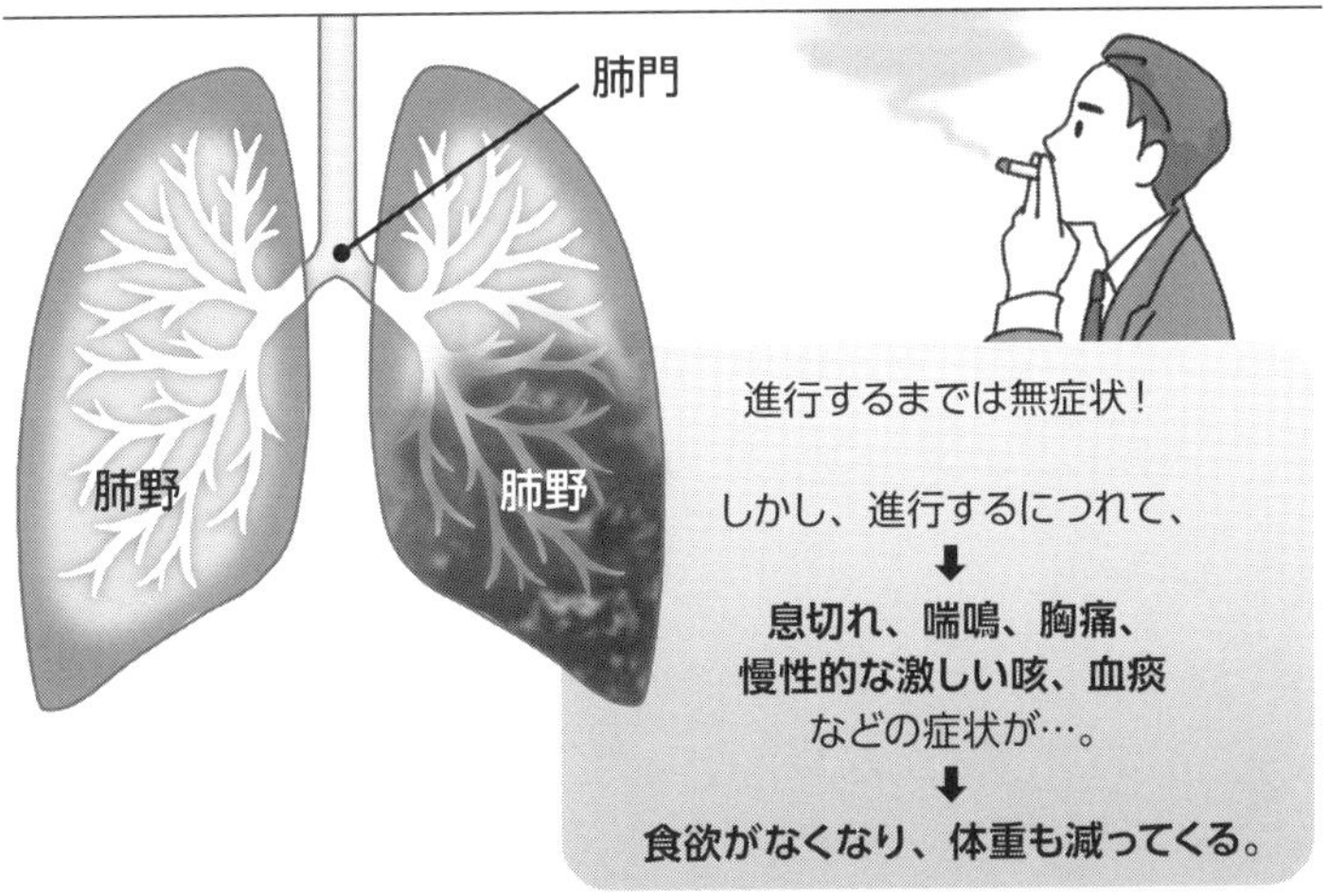
肺門
肺野
肺野
進行するまでは無症状！
しかし、進行するにつれて、
息切れ、喘鳴、胸痛、
慢性的な激しい咳、血痰
などの症状が…。
食欲がなくなり、体重も減ってくる。

写るため、肺野部にできるがんを見つけやすいという特徴があります。

また、X線では写りにくい肺門部にできたがんを発見するために行うのが、喀痰《かくたん》細胞診という検査です。肺門部から直接細胞を採取するのは難しいのですが、痰の中にがん細胞が脱落していることがあるので、痰を顕微鏡で調べます。肺門部のがんは喫煙者に多いので、喫煙者を対象に行います。1回の検査ではがん細胞を発見しにくいので、3日間にわたって行います。

胸部X線検査では2センチ以下の小さながんの場合、肋骨や血管に隠れて写らないことがあるので、早期発見するには毎年検査を受けることが必要です。喀痰細胞診は、肺門部にがんがあったとしても、痰に必ずがん細胞が含まれているわけではないので、結果が正常でも肺がんでないとは言い切れません。

●早期発見にベストなのは胸部CT検査

X線検査や喀痰細胞診で、肺がんの疑いが持たれた時に胸部CT検査が行われます。CT検査とは、X線で体の断面を撮影する検査です。肺を全方位から撮るので気管支などの重なりによる死角がなく、小さながんも発見できます。寝台に横になっていて30秒ほどで撮影は終了します。

CT検査の精度が高くなり、肺がん以外の小さな病巣も写っていることもあり、最終的に生検（病変の一部を採って顕微鏡で調べる検査）によって肺がんか他の肺の病気かを鑑別（病理検査）し、肺がんの確定診断が行われます。

喫煙者、特に「喫煙指数（1日の喫煙本数×喫煙期間）」が1日20本×30年＝600以上の人はハイリスク群なので、定期検診のX線検査や喀痰細胞診で正常であっても、2～3年に1回は任意でCT検査を行うことをお勧めします。

●肺がんの治療

肺がんは小細胞肺がんと非小細胞肺がんに分けられ、小細胞肺がんは喫煙との関連性が大きいとされ、増殖が速く、転移しやすいなど悪性度が高いがんです。非小細胞がんは、扁平上皮がん、腺がん、大細胞がんの3種類に分けられ、腺がんが最も多く、肺がん全体の50〜60％を占めています。

小細胞がんは発見時には進行している場合が多く、化学療法（抗がん剤治療）が中心になります。

非小細胞がんは早期では転移しにくいので、Ⅲ期までは手術を選択し、術後に転移・再発を防ぐ化学療法を行います。Ⅲ期でも広範囲にリンパ節転移が見られる場合やⅣ期では手術ができないので化学療法を行い、場合によっては放射線療法を組み合わせることもあります。

●当院で2ミリほどの早期肺がんを発見！

当院で外来透析治療をしている女性患者K・Sさんのご主人は、在宅で奥さんのケアを熱心に行っていました。病院へも毎回付き添ってこられるのですが、ある時「溝掃除をしてから咳が止まらなくなった」と言われるので、胸部X線検査をしたところごく淡い影が写っていたのです。

初めは軽症の気管支炎と思ったのですが、1か月後にX線を撮ってみると影が消えていません。2ミリ程度なのですが3か月後には少し大きくなっていたので、胸部CTを実施しました。その結果、肺がんが否定できないと思い、岡山大学病院に紹介状を書きました。CTガイド下に同部位に細い針を刺して組織検査を行ったところ、やはり肺がんと診断されました。早期肺がんですので手術で治りました。

もう一例を挙げます。当院では透析治療に力を入れていますが、透析患者さんに対しては、定期的に心胸比を測定して、体内の余分な水分が透析でしっかりと引けているかどうか判定します。X線で胸部を撮って調べるわけです。こうした検査を定期的に行っていたところ、まったくの無症状だったにもかかわらず、偶然2ミリほどの肺がんを見つけました。こちらも岡山大学病院に紹介し、高齢の患者さんだったので手術はせず、凍結療法を行い、今まで再発していません。

胃がん

胃がんは胃壁の内側にある粘膜に発生し、徐々に外側に向かって広がっていきます。原因は多量の塩分摂取やヘリコバクター・ピロリ菌（以下ピロリ菌）の感染、喫煙や飲酒などが挙げられます。

よく誤解されるのですが、検診により早期の胃がんが多く見つかり、死亡率が大きく減少したのは確かですが、胃がんの患者さんの数は決して減ってはいません。

早期には自覚症状がありませんが、進行するにつれ胃の不快感や食欲不振などが出てきます。ただし、胃がん特有の症状ではなく胃炎や胃潰瘍などでも見られる症状です。さらに進行すると、みぞおちに重苦しさを感じ、食欲不振による体重減少、胸やけ、嘔吐などの症状が現れます。

死亡数はがんの中で3番目、罹患数では2番目の多さです。早期に自覚症状がないため、進行してから見つかることが多く、5年生存率は74・9％と80％を切っています。定期検診などで早期に見つかれば、Ⅰ期なら97・4％ですが、Ⅱ期になると63・9％、Ⅲ期では48・3%、Ⅳ期で6・9%へと急降下します。

◎ピロリ菌と胃がんの関係

胃がんの主原因の一つに、ピロリ菌の感染があります。食べ物や飲み水から感染する経口感染がほとんどで、幼児期に感染することが多いとされています。1回の感染で一生胃の中に棲みつきます。日本では衛生環境の良くなかった時代に生まれ育った60代以上に感染者が多く、60〜70%が保菌していると言われています。

ピロリ菌に感染していると、慢性胃炎や胃潰瘍になりやすく、炎症が続くことで遺伝子に変異が起きやすくなってがん化すると考えられています。ピロリ菌保菌者は、感染していない人に比べ胃がんになるリスクは高くなります。しかし、ピロリ菌感染者が必ず胃がんになるわけではなく、胃がんになる人は1%に満たないと言われています。

ピロリ菌の検査は、診断薬服用前後の呼気を集めて診断する「呼気試験法」や、血液中や尿中に存在する抗体を調べる「抗体測定」、大便中のピロリ菌の抗原を調べる「糞便中抗原測定」などがあります。

胃酸の分泌を抑える薬や抗生物質などでピロリ菌の除菌が可能です。除菌はピロリ菌陽性の胃炎や胃潰瘍に有効で、再発防止にも効果があります。したがって、胃炎や胃潰瘍による炎症が原因となる胃がんの予防に有効です。

ただし、ピロリ菌の除菌は早いほど効果的です。感染後期ではすでに胃粘膜が萎縮しており、胃がん発生率が高くなっているので効果が小さくなります。若い年代での除菌がお勧めです。ちなみに私は36歳で除菌しました。

●定期検診で行うX線検査(バリウム検査)と内視鏡検査

定期検診では問診の他に、バリウムを用いたX線検査か内視鏡検査のいずれかを行います。X線検査は、造影剤のバリウムを飲んで体外からX線で撮影します。胃潰瘍や胃炎、ポリープ（消化器官の粘膜にできた腫瘍で良性のもの）などと鑑別できない場合も、「要精密検査」となります。

私は患者さんから、「検診では、バリウムと内視鏡、どちらがいいですか?」と質問されることがあります。これまで胃がん検診は、一次検査としては主にX線検査（バリウム検査）が行われ、異常があった場合に二次検査（精密検査）として内視鏡検査が行われてきました。

X線検査は、飲んだバリウムを胃の中に薄く広げて、胃の形や表面の凹凸をX線で観察しますが、白黒の影絵を見ているにすぎず、平坦な病変や色の違いは認識できません。一方、内視鏡検査は先端についた小型CCD（ビデオカメラ）で、胃の中を直接ビデオ画像で観察するので、色の変化やわずかな粘膜の隆起や凹み、模様の違いを認識することができます。

特に早期の胃がんでは、病変部がわずかな隆起や凹み、色の違いとしてしか認識できないことが多いため、こうした病変の指摘には内視鏡のほうが優れています。また、内視鏡では食道についても同様に観察できますが、X線検査では食道のバリウムが流れてしまうため、小さな病変や平坦な病変の指摘は難しくなります。

さらに、内視鏡では「がん」が疑われる病変があれば、その組織を一部採取（生検）し、病理診断（顕微鏡診断）によって、がんかどうかの確定診断をつけることができます。しかし、これまで検診においては、X線検査が内視鏡よりも優先されてきました。それは、バスによる巡回検診など、X線検査のほうが手軽で費用が安いうえ、検査時間が短く、それを行う人手も多いため（内視鏡は医師のみですが、X線検査は放射線技師が主に施行）、より多くの受診者を検査することができたからです。

実際のところ、X線検査では放射線被曝の懸念が少しですが存在します。日本対がん協会が2010年に行った胃がん検診のデータによると、受診者243万1647人のうち、精密検査が必要と判定された人は20万7877人で、このうち実際に精密検査（内視鏡）を受けた人は15万4167人、がんが発見された人は2683人という結果でした。つまり、15万人以上の人が2回検査を受けて、実際にがんが見つかったのは2％に満たなかったという結果です。これでは、「最初から内視鏡のほうがいい」と思う人が多いのではないでしょうか。

しかし、内視鏡にも欠点はあります。「内視鏡のほうがX線検査よりも苦しい」と感じる人が多いのです。ただし、鎮静剤を注射し、眠っている間やぼんやりした状態で検査を受けることはできます。また最近では、口からよりも苦痛の少ない鼻から入れる内視鏡（経鼻内視鏡）も多くの施設で行われています。直径6ミリ程度で患者さんの負担が少ないのがメリットです。休むことなく、ただちに帰宅できるのもうれしいですね。ただし、精密検査が必要な場合は、経口内視鏡が選択されます。

費用については、2016年に厚生労働省が示した「がん予防重点健康教育及びがん検診実施のための指針」があり、X線検査と同様に内視鏡を胃がん検診に推奨したことを受けて、内視鏡も検診に取り入れている市町村や会社が最近増えています。X線検査より少し高額になることが多いようですが、同額あるいはともに無料に設定しているところもあるようですので、問い合わせてみるのもいいでしょう。

ただし、内視鏡検査は最初から精密な検査ができますが、検査時間は長くなります。メリット、デメリットを比較して自分に合ったほうを選択しましょう。

内視鏡検査でがんと疑われたら、生検やCT検査などを行って確定診断を行い、ステージ（病期）を判断します。

●胃がんの治療

胃がんは胃壁の内側の粘膜に発生します。胃壁は内側から粘膜、粘膜下層、固有筋層、漿膜下層、漿膜となっています（次ページの図参照）。がんが粘膜下層までにとどまっているものを早期胃がんと言い、固有筋層に到達したものから進行がんと呼びます。

胃がんの治療は手術が基本です。早期胃がんで粘膜内にとどまっていて、リンパ節への転移のないものならば、内視鏡で切除します。I期なら従来よりも胃やリンパ節の切除範囲を少なくした縮小手術が行われます。胃の機能をできるだけ温存して、手術後の生活の

胃がんの深達度

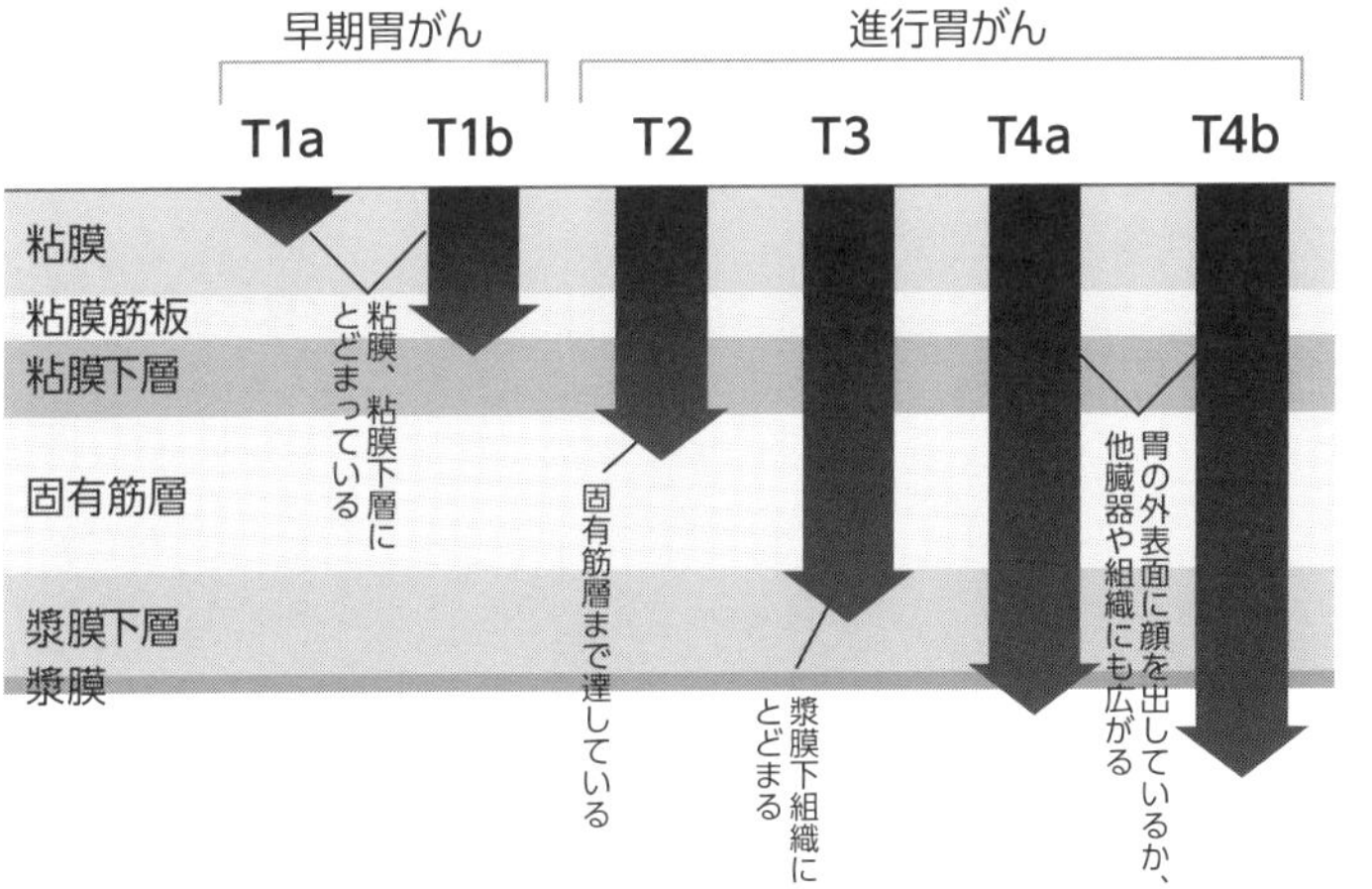

質（QOL）を上げるためです。

Ⅱ期とⅢ期では定型手術が選択されます。胃の3分の2から5分の4程度を切り、切除範囲のリンパ節を切除します。

Ⅳ期では、定型手術では取り切れないけれど、転移した周囲の臓器にまで範囲を広げれば取り切れる場合に、拡大手術が行われます。胃と転移した臓器のすべて、あるいは一部を切除します。

手術が難しいケースでは抗がん剤による化学療法が選択されます。

●早期発見が難しい胃がんを発見

胃壁の中を這うように広がり、進行すると胃壁が厚く硬くなる胃がんをスキルス胃がんと言い、X線検査や内視鏡検査で早期に発見するのが難しいがんです。

2年ほど前に34歳のがっしりした体格の男性が「胃が痛い」と当院に来院されました。聞けば警察官とのこと。当院で内視鏡検査を行い、胃がんが疑われたので生検を実施しました。生検の結果がファックスで送られてきて、スキルス胃がんへと進展しやすい印環細胞がんという結果でしたので、ただちに電話をして、その日の夕方に当院に来てもらいました。検査結果を説明し「市内の別の総合病院に紹介状を書くので、すぐにでも行ってください」と伝えました。

ところが、翌日に来院されて「先生、心配で眠れないんです」と訴えるのです。自分では軽い胃炎だろうと思っていたのに、がんを告知され、悲観したのかもしれません。彼の心を落ち着かせ、睡眠剤を処方しました。

その後のことはわからなかったのですが、近隣の警察署の署長の異動があり、新任の署長に挨拶に伺ったら、コーヒーを運んでくれた警察官が彼だったのです！　お互いにビックリしました。「先生、助けていただいてありがとうございました」と感謝されました。聞けば彼も異動で来たばかりとか。私が紹介した病院で手術し、今のところ再発・転移もないそうです。元気にお仕事に専念されているようで、私もうれしく思います。

大腸がん

大腸がんは大腸（結腸、直腸、肛門）に発生したがんで、日本人はS状結腸と直腸にできやすいと言われています（次ページ図参照）。ほぼ全体の4分の3です。肉など動物性脂肪の大量摂取や飲酒などの生活習慣が主な原因と考えられています。

早期には自覚症状がほとんどなく、がんが大きくなるにつれ便に赤黒い血が混じったり、下痢と便秘を繰り返したり、残便感があったり、便が細くなったりします。さらに進行すると腸閉塞を起こすこともあります。

大腸がんはがんの中で死亡数は2番目に多く、罹患数では1位です。食生活の欧米化が大腸がんの増加につながっていると考えられています。しかし、早期発見・早期治療を行えば5年生存率はかなり高く、Ⅰ期では98・5％、Ⅱ期で89・9％、Ⅲ期でも84・2％、

大腸がんの部位による症状

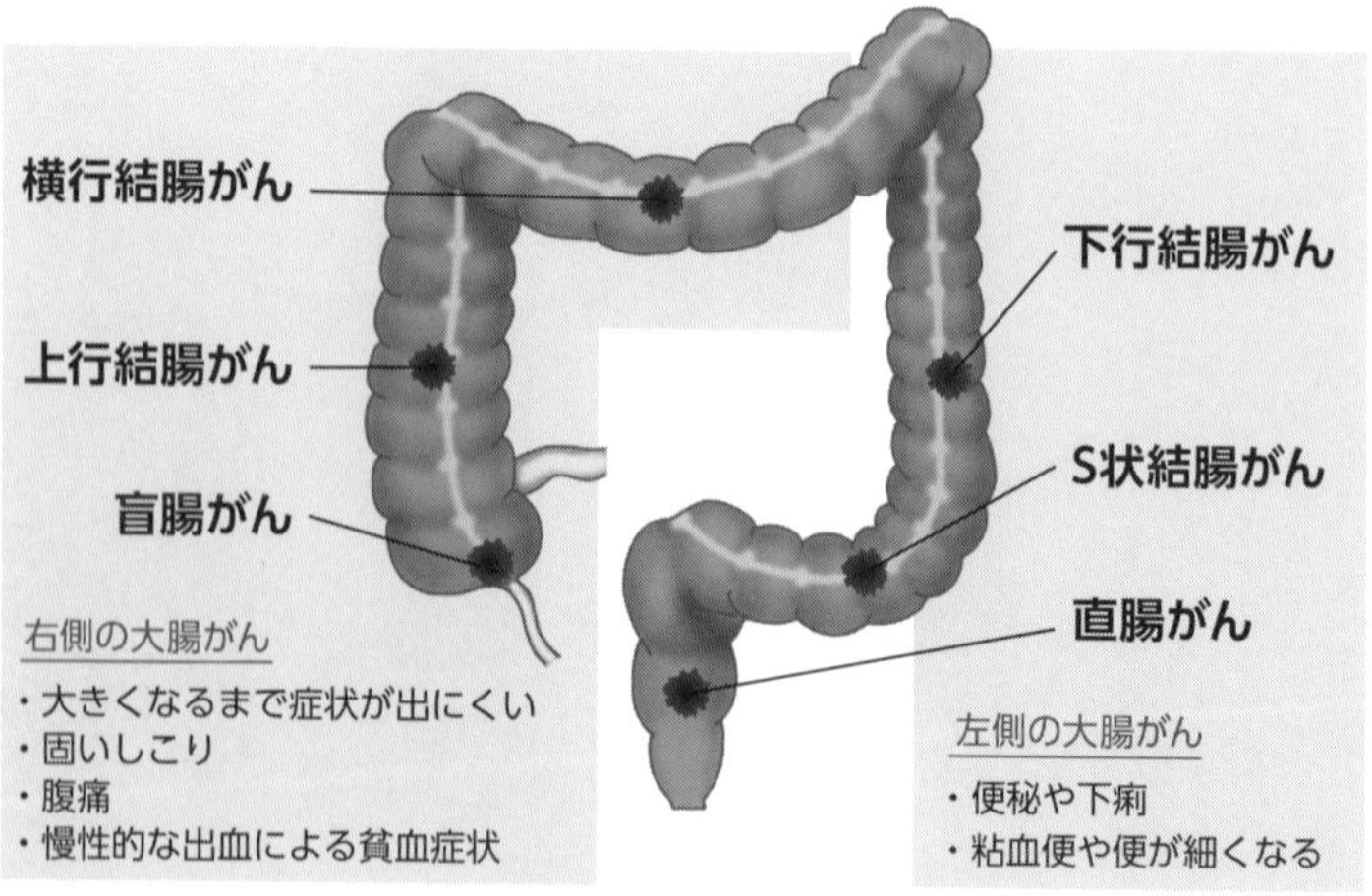

Ⅳ期では22・0%となっています。

◎定期検診で行う検便

定期検診では便潜血検査と呼ばれる検便が行われ、肉眼ではわからない出血の有無を調べます。精度を高めるため、多くは2回にわたって行われます。検査前の食事制限や内服薬の制限がなく、負担なく検査を受けられます。ただし、2回とも便潜血が陰性でも、大腸がんがないとは言えませんのでご注意ください（肺がんの喀痰細胞診と同じですね）。

最近は便による遺伝子検査の研究も行われていますが、まだ実用化には至っていません。将来的には検便で高精度の大腸がん検診が可能になるかもしれません。

また、便潜血検査で陽性となっても、大腸炎など他の病気や痔の可能性もあるので、精密検査を受けた後でがんかどうか確定されます。

●精密検査で行う大腸内視鏡検査

大腸内視鏡検査は、肛門から内視鏡を挿入して大腸の粘膜をモニター画面に写して病変の有無を調べます。内視鏡は直径10ミリほど、長さ1・3メートルの細いチューブの先端に電子スコープと呼ばれるカメラとライトが付いています。5ミリ程度の小さながんも発見でき、先端の器具で病変部分を微量採取して、顕微鏡でがんかどうか鑑別することも可能です。2センチ以下の早期がんを切除することもできます。今のところ、大腸に関しては内視鏡検査が最も精度の高い検査です。

病理検査でがんとわかれば、肛門からバリウムを入れて大腸内をX線撮影する注腸造影検査でがんの位置や大きさを調べ、造影CT検査などで転移の有無を確認して、ステージ（病期）を判定します。

●大腸がんの治療

大腸がんは大腸の粘膜の表面から発生し、次第に大腸の壁に入り込み、広がっていきます。がんが粘膜下層にとどまっていれば早期がん、固有筋層より深く広がっていると進行がんと呼びます。

早期がんの場合は、内視鏡治療や腹腔鏡手術でがんを切除します。がんがリンパ節に転移しているⅢ期では、術後に転移・再発防止のために化学療法（抗がん剤）を行います。他の臓器に転移しているⅣ期では、原発巣、転移巣共に切除が可能であれば手術を行い、切除が無理な場合は化学療法や放射線療法を行います。

乳がん

乳がんは、母乳を分泌する乳腺にできるがんです。女性ホルモンのエストロゲンに影響を受けて増殖すると考えられていて、40代後半と60代での発症が多いのが特徴です。

乳がんの症状としては、しこりや隆起、「えくぼ」と呼ばれるひきつれ、湿疹やただれ、乳汁分泌、血性乳汁、乳房周辺のリンパ節の腫れなどがあります。

死亡数は女性のがんで5番目、罹患数では女性のがんで最も多くなっています。妊娠・授乳中はエストロゲンの分泌量が少なくなります。しかし、出産年齢の高齢化や少子化によってエストロゲンの影響を受ける期間が長くなり、それが罹患数の多さの原因の一つになっていると考えられています。

5年生存率は93・9％と高く、治りやすいがんとは言えます。Ⅰ期なら100％ですし、Ⅱ期でも96・0％という高率です。

●月1回の自己チェックを

乳がんは自己チェックでもがんを見つけられる可能性があります。月1回、日を決めてチェックする習慣をつけましょう。やり方は次ページの図を参照してください。

異変を感じたら検診を待たずに医療機関を受診しましょう。乳房の病気を専門に診るのは婦人科や産婦人科ではなく、乳腺外科や乳腺科、外科になります。ちなみに、当院には乳腺科があります。

乳がんの自己チェック

鏡でチェック

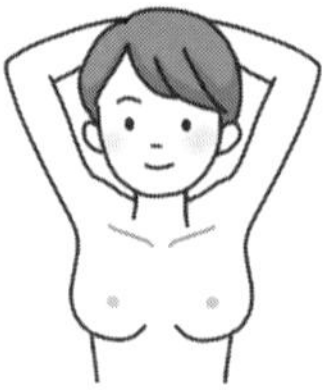

1.

腕を挙げ、乳房の形の変化やひきつれ、くぼみがないかどうかをチェックします。横向きやわきの下もチェックします。

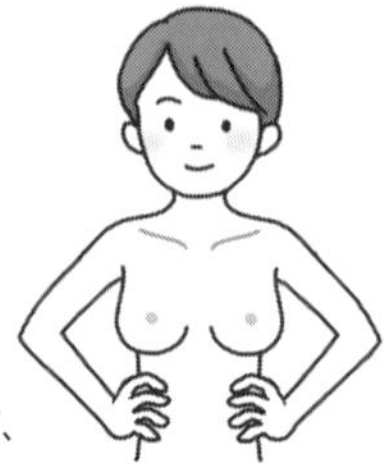

2.

腰に手を当て、先と同様のチェックをします。

触ってチェック

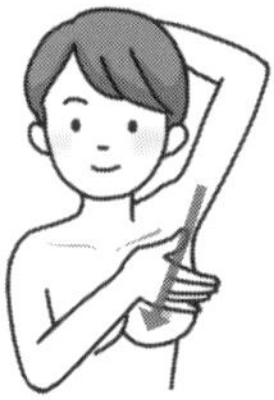

1.

わきの下から乳房にかけて、しこりや違和感がないかどうかをチェックします。

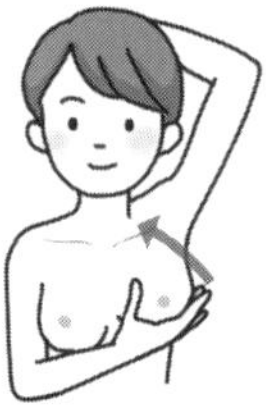

2.

乳房をすくいあげるようにしてチェックします。

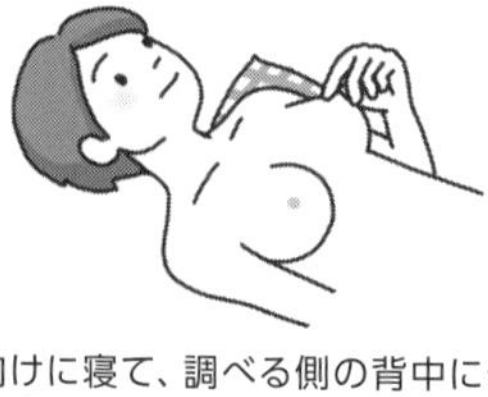

3.

あお向けに寝て、調べる側の背中にタオルなどを敷きます。乳頭を強くつまんで異常な分泌物がないかどうかをチェックします。

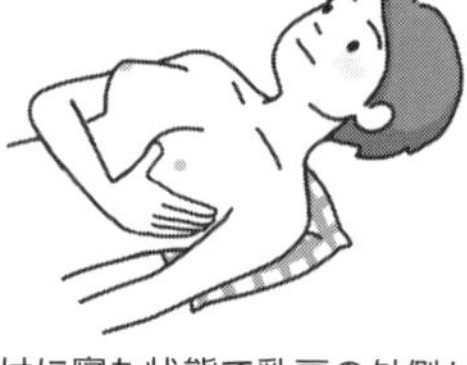

4.

あお向けに寝た状態で乳房の外側から４本の指をすべらせ、しこりやくぼみがないかをチェックします。

●定期検診で行うマンモグラフィ

自己チェックだけでは見落としがあるので定期検診が必要です。定期検診では、問診とマンモグラフィが行われます。マンモグラフィは、乳房を片方ずつ「圧迫板」と呼ばれる透明なプラスチックの板で挟んでX線で撮影する検査です。圧迫している時間は数十秒です。視触診ではわからない早期がんの発見が可能になります。当院ではマンモグラフィを撮影する女性技師3名を揃えて、乳がん検診に力を入れています。

なお、乳腺組織が発達している主に40代以下の女性の場合、マンモグラフィは小さな影が見えにくくなるため、医師による視触診を併用します。

乳腺組織が発達している人の場合、任意の検診になりますが、超音波検査を併用すると有効です。超音波検査は、高周波の音波を体に当て画像化したもので診断します。マンモグラフィとの併用で見落としを防ぐことができます。

検診でがんの疑いが出てくれば、精密検査を行い、生検で確定診断します。

●乳がんの治療

巻頭のインタビューでも述べましたが、以前は転移を防ぐためにがんのある乳房をできるだけ大きく切除することが効果的とされていました。しかし、フィッシャー教授の全身病説を裏付ける臨床試験の結果によって、乳がんの治療方針は大きく変わりました。乳房温存療法が行われ、さらに必要に応じて全身療法としての化学療法も加えられるようになっています。

乳房温存療法は乳房を部分的に切除して、その後に放射線治療を行います。一般的に0～Ⅱ期までで、しこりが3センチ以下の場合に適用されます。

全摘した場合は乳房再建が行われます。現在では、ぱっと見ただけでは、左右どちらの乳房が再建なのかわからないほど、再建技術が向上しています。乳房温存療法では場所や大きさによっては乳房に歪みが生じることもあり、あえて全摘手術を選択する人もいます。

化学療法を行う場合、遺伝子検査や病理組織検査の結果によって処方する薬剤が決められます。

乳がんの細胞は、グループ（サブタイプ）に分かれることがわかってきました。ホルモン受容体が陽性の乳がんは「ルミナルタイプ」とされ、乳がんの70～80％を占めています。エストロゲン（女性ホルモン）がホルモン受容体と結合するとがん細胞が増殖するため、エストロゲンをブロックするホルモン療法が行われます。また、プロゲステロン（黄体ホルモン）も同様です。

乳がんの細胞増殖に関わるＨＥＲ２（ハーツー・上皮成長因子受容体類似糖タンパク）が見られるものを「ＨＥＲ２タイプ」と言い、ＨＥＲ２が過剰に現れていたり、ＨＥＲ２のもとであるＨＥＲ２遺伝子の数が増えていたりします。ＨＥＲ２タイプは分子標的薬トラスツズマブ（商品名ハーセプチン）など抗ＨＥＲ２剤がよく効きます。

日本では乳がんの20％程度がＨＥＲ２陽性のがんで、増殖スピードが速く、予後不良になることが多かったのですが、トラスツズマブの登場で著しく改善されています。手術後に行う再発予防の治療では、トラスツズマブと抗がん剤の併用で再発のリスクが半分に減ることがわかっています。また、術前にトラスツズマブを投与することで、しこりが小さくなるケースが多く見られます。

エストロゲン受容体、プロゲステロン受容体、及びＨＥＲ２が見られないものを「トリプルネガティブ（三つ陰性）」と言い、抗がん剤のみを使用します。こうした乳がんのタイプとステージによって、治療方針が決められます。乳房やリンパ節に対する局所療法と、化学療法（全身療法）を組み合わせるのが基本です。

この本をお読みの女性の方々は、乳がん検診に積極的になってくださるのではないでしょうか。そうなることを祈念してこの本を書きました。

自発的な検診が進むにつれて、早期乳がんが今後増えてくるでしょう。早期乳がんに対する最良の治療法を考える際には、年齢、健康状態、個人的状況、がんの大きさやグレード（悪性度）、そしてリンパ節への転移の有無などを総合的に検討する必要がありますね。当然、過剰治療になったら患者さんの負担が大きいし、一方で、早期で大丈夫と過少治療となっても救える命が救えなくなります。

実際のがん細胞の生物学的性質を調べることにより、がんの性質に特有の追加情報を提供し、化学療法を使うかどうかについて、より多くの情報に基づき、個別に合った決断を下すのを助けることができる検査があります。それが、オンコタイプ（Oncotype）DX検査です。

がん組織の21遺伝子の発現を調べることによって、乳がんの個別の性質を分析する分子診断検査で、分析の結果から再発スコアを計算することができます。再発スコア結果は0から100までの数字で表され、10年以内に再発する可能性について、そしてホルモン治療と化学療法の選択について情報を得ることができるので、不要な術後の抗がん剤治療を回避することができます。

まとめますと、局所からリンパ節、そして全身へと順番に広がる局所病説であるハルステッド理論から、「乳がんは早期から全身病となっている」というフィッシャー理論へと移行しました。乳房温存やセンチネルリンパ節生検などのQOLを考えた手術は、すべてこの理論から出てきたものです。

最近は、乳がん検診が視触診ではなく、マンモグラフィ等の検査機器による検査となって、小さな乳がんが発見可能となり、全身治療を加えることなく治療成績が向上していきます。そこで、乳がんはある状態までは局所にとどまり、ある段階で全身病へと発展するという考え方へ移行しています。この理論はスペクトラム理論と呼ばれています。

子宮頸がん

子宮がんは、子宮体がんと子宮頸がんがあります。子宮体がんは子宮内膜がんとも言い、子宮の内側の子宮内膜に発生するがんです。子宮頸がんは、子宮の入り口の子宮頸部に発生するがんです。子宮頸がんの原因は、主に性交渉で感染するヒトパピローマウイルス（ＨＰＶ）です。

子宮頸がんは初期にはほとんど自覚症状がなく、進行するにつれおりものの量が増えたり、月経時以外の不正出血があったりします。がんが神経を圧迫することで、腰や背骨、下腹部などに痛みが生じることもあります。

子宮がんは死亡数で女性のがんで８番目、罹患数で５番目に多くなっています。５年生存率は子宮頸がんで76・２％、Ⅰ期なら93・０％と高く、Ⅱ期でも79・２％です。Ⅲ期になると64・２％、Ⅳ期で29・２％と落ちていきます。早期発見・早期治療が有効ながんと言えます。

子宮頸がん検診の流れ

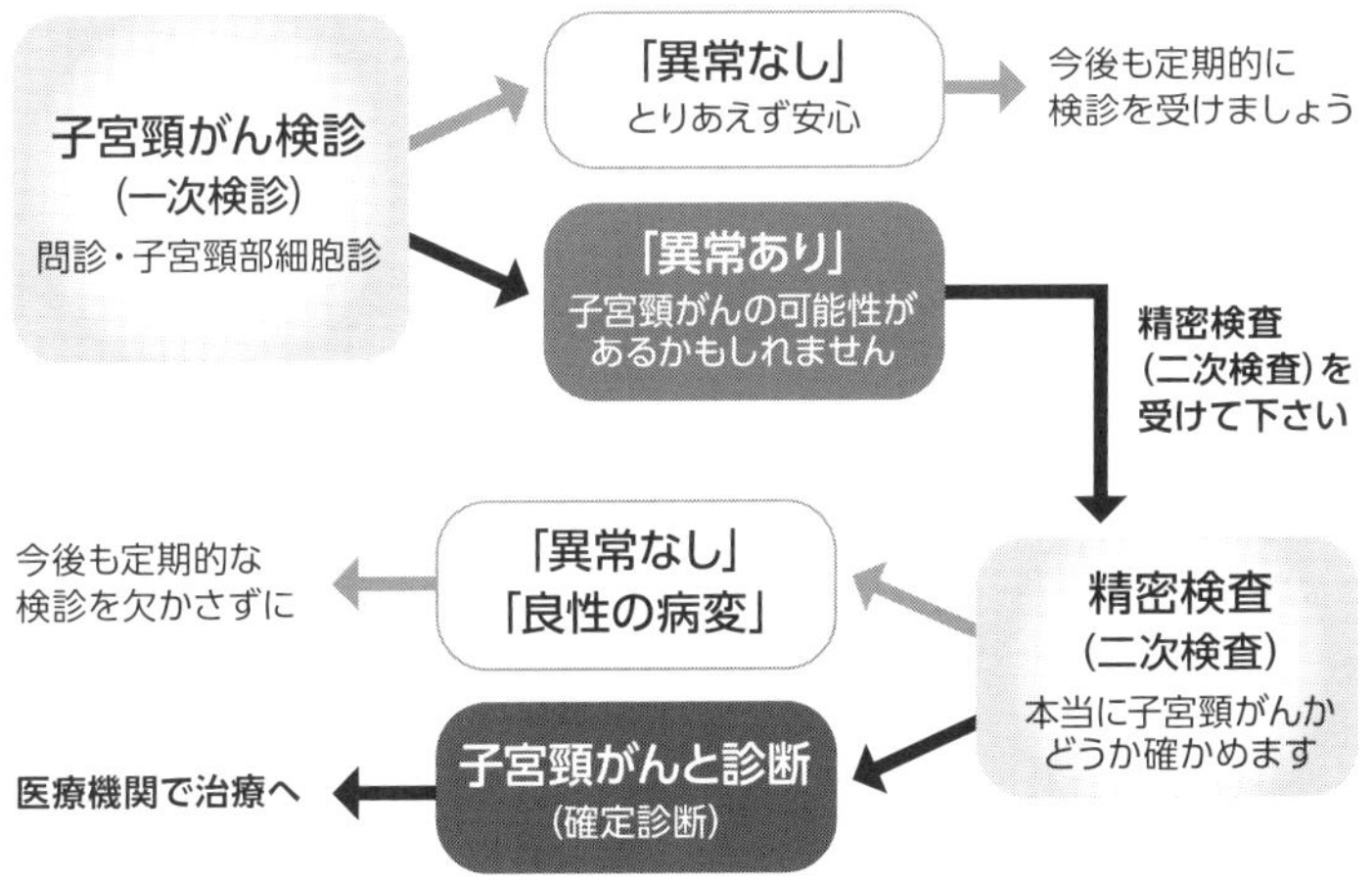

定期検診で行われる視診、内診、細胞診

定期検診では、問診、視診、内診（触診）のほか、子宮頸部から採取した細胞を顕微鏡で調べる細胞診が行われます。視診や内診が行われることで、子宮筋腫など他の病気をチェックする機会にもなっています。

子宮頸がんは、異形成という前がん状態を経てがん化するため、細胞診で異形成を見つけることができます。異形成が発見されれば、ＨＰＶに感染しているかどうかの検査を行い、陽性だと精密検査をして、生検で診断が確定します。

子宮頸がんは、定期検診を受けることで早期発見が可能になります。初期ならば子宮を温存することもできますが、進行すればほとんどの場合に全摘になります。20〜40代の出産時期に多く発生するがんなので、定期検診を受ける重要性は言うまでもありません。

◎子宮頸がんの治療

がんが骨盤にまで到達していないⅡ期までは手術が中心で、場合によって放射線療法も選択されます。がんが骨盤にまで達しているⅢ期以降は同時化学放射線療法が標準治療となり、転移がある場合は全身化学療法と緩和ケアになります。

◎子宮頸がんの予防ワクチンについて

子宮頸がんの主な原因であるＨＰＶの感染を予防するために開発されたのが、子宮頸がん予防ワクチンです。ワクチン接種によって、子宮頸がんの70％ほどを予防できるとされています。

子宮頸がん予防ワクチンは、がんの治療薬ではありません。ＨＰＶ感染者からＨＰＶを除去するものでもありません。あくまでもＨＰＶの感染を防ぐためのものです。したがって、性交渉がまだと考えられる中学1年生が標準接種時期となっています。

世界120か国以上で接種が実践されていて、日本では2009年に承認され、2013年から国が接種を推奨する定期接種になりました。

ところが、慢性の痛みを生じる複合性局所疼痛症候群などの重い副作用の症例が報告、報道されたため、厚生労働省は専門家を集めて検討を行った結果、複合性局所疼痛症候群は約860万接種に1回という報告頻度などを考慮して、「定期接種を中止するほどリスクが高い」とは評価されませんでした。

しかし、ワクチン接種との因果関係を否定できないため、定期接種の積極的な勧奨はしないことになったのです。つまり、積極的に勧めないけれど希望者には定期接種するという方針です。子宮頸がんで亡くなる人が年間2795人（2017年）いることを考えると、医学的には死亡リスクを下げるためにワクチン接種をしたほうがよいと言えますが、各家庭でワクチン接種の有用性とリスクを理解したうえで方針を決めていただきたいと思います。

家族性腫瘍にリンチ症候群も

両親のどちらかの生殖細胞にある遺伝子変異を受け継ぎ、それが原因で発生するのが家族性腫瘍です。がんゲノム医療の発展に伴い、クローズアップされている疾患です。代表的なのが家族性乳がん・卵巣がんとリンチ症候群です。家族性乳がん・卵巣がんについては第1章で触れましたので（55ページ参照）、ここではリンチ症候群について紹介したいと思います。

リンチ症候群の特徴は、大腸がんや子宮体がんなどになりやすい体質です。50歳未満で大腸がんになったり、30代から40代で子宮体がんになったりなど、通常の大腸がんや子宮体がんの発症年齢よりも若い年代で罹患することが多いとされています。また、大腸に複数のがんが発生したり、他の臓器のがんと重複したりするケースもあります。

リンチ症候群の診断基準としては、国際的にアムステルダム診断基準が使われています。

・家系内に少なくとも3名のリンチ症候群に関連したがん（大腸がん、子宮内膜がん、小腸がん、腎盂・尿管のがん）が認められる。

・そのうちの1名は他の2名に対して第一度近親者であること。
・少なくとも2世代にわたって発症している。
・少なくとも1名は50歳未満で診断されている。
・家族性大腸ポリポーシスが除外されていること。
・腫瘍の組織学的診断が確認されていること。

家系内に以上のようながんを患った人がいる場合は、医師に相談してみてください。

リンチ症候群の原因遺伝子は、ミスマッチ修復遺伝子です。ミスマッチ修復遺伝子は、細胞分裂時にDNAのコピーミス（ミスマッチ）が起きた時にDNAを正常に戻す働きをするのですが、この遺伝子が働かないで、遺伝子変異が生じてがん化につながっていきます。ミスマッチ修復遺伝子に異常（変異）があるかどうかを調べるには、マイクロサテライト不安定性検査があり、公的医療保険で受けられます。

リンチ症候群の遺伝がわかった場合、大腸がんに対しては20代から大腸内視鏡検査を、子宮体がん、卵巣がんに対しては30歳から超音波検査や子宮内膜の細胞診を行って早期発見に努めることが推奨されています。

コラム

血液腫瘍マーカーでがんがわかる?

がん細胞が産生する特定の物質を腫瘍マーカーと言い、血液や尿などに放出されます。がん細胞がある程度大きくなると量が増えるため、採血して測定することができます。

●主な腫瘍マーカーとがん

・PSA：前立腺がん等
・CEA：大腸がん、胃がん、肺がん等
・CA19-9：膵臓がん、胆管がん、胃がん等
・AFP：肝臓がん、胃がん等

腫瘍マーカーは、主にがんの進行具合を推定する手掛かりとして使われています。進行がんの治療でマーカーの数値が低下すれば効果があったと推測できますし、手術後にマーカーの数値が上がれば再発を疑います。ただし、進行がんでも陰性になることがあり、早期がんの場合は陰性になることが多いと言われています。したがって、がんの早期発見を目的に腫瘍マーカーを使うのは難しいでしょう。

しかし、腫瘍マーカーでがんが見つかるケースがないわけではありません。

私の患者さんで体質的に肝機能が悪い69歳の男性がいて、胆汁の流れを良くする内服薬を処方し、3か月に1回診察していました。ある時、「下着に血がついていた」と言い、本人は膀胱がんか前立腺がんではないかと心配していました。私は大腸がんを疑い、CT検査をすると共に、採血してPSAとCEAも調べることにしました。

CT画像では、腎臓がんも前立腺がんも膀胱がんも確認できませんでした。腫瘍マーカーはPSAが正常値なので、画像検査結果と合わせて前立腺がんの疑いはほぼなくなったのですが、大腸がんの腫瘍マーカーのCEAが6・8と高い数値でした。

すぐに大腸内視鏡検査を行ったところ、肛門から20センチほど離れていた場所に大腸がんが見つかったのです。内視鏡が通過できないほど狭窄をきたしていて、びっくりしました。当然、患者さんもそのご家族も、「これほど局所進行した大腸がんがあって平気に食事をしていたなんて」と驚かれていました。岡山市内の病院に紹介状を書いて手術してもらいました。腹腔鏡手術で切除し、今は元気に過ごされています。

腫瘍マーカーが役立った症例をもう一つ紹介しましょう。私が岡山大学病院在籍時に大腸がんの手術をした患者さんが、術後のフォローを受けるために当院に定期的に通院されていました。3か月に1回、CEAを測っていたのですが、正常範囲の5～6から7になり8になっていきました。

CT検査では大腸に再発はなく、周辺の臓器への転移も見られませんでした。ただ、胸部CT検査で1センチほどの淡い影があったので精査した結果、肺がんでした。別の総合病院に行ってもらったところ、大腸がんの転移ではなく原発性肺がんでした。早期発見だったので手術で治っています。

第4章

がんの予防と対策に有効な食事と運動、生活習慣

「健康長寿＋10年」12か条

タバコ＋お酒

1. タバコを吸わない
2. 他人のタバコの煙をできるだけ避ける
3. お酒はほどほどに

食事＋運動

4. バランスのとれた食生活を
5. 塩辛い食品は控えめに
6. 野菜や果物は不足にならないように
7. 適度に運動
8. 適切な体重維持

9. ウイルスや細菌の感染予防と治療

がん対策

10. 定期的ながん検診を
11. 身体の異常に気がついたら、すぐに受診を
12. 正しいがん情報でがんを知ることから

がんを防ぐための「新12か条」

がんは遺伝子の変異が積み重なって発症します。遺伝子変異が起きる原因の多くは喫煙や偏った食生活、運動不足などの生活習慣によるものです。

日本人を対象にした疫学調査（社会集団を対象に健康障害について原因や症状などを調査する）などの研究が進み、がん研究振興財団では科学的根拠に基づいた「がんを防ぐための新12か条」を提唱しています。

上図を参考にしてください。

禁煙なくして予防なし、受動喫煙も要注意！

タバコの害については広く知られています。タバコの煙には約70種類の発がん物質が含まれていて、のどや肺など煙が直接触れる場所だけでなく、血液を通して全身に運ばれて、がんの原因となります。肺がんはもちろん、口腔がん、咽頭がん、食道がん、胃がん、肝臓がん、膀胱がん、子宮頸がんなどの要因になります。

国立がん研究センターの研究によると、タバコは日本人のがん死亡者の原因の1位で、男性死亡者の約30%を占めています。また、喫煙男性の喉頭がんや肺がんの死亡リスクは、非喫煙者の4～5倍になるという報告もあります。つまり、禁煙なくして、がんの予防は成り立ちません。

また、喫煙者の周辺の人たちは、タバコの煙にさらされる受動喫煙のリスクが生じます。喫煙者が吸うタバコの煙は主流煙と言い、タバコが燃える部分から出る煙を副流煙と言います。副流煙には主流煙同様に発がん物質が含まれていますし、フィルターを通していないので周辺の人たちは主流煙よりも発がん物質を多く吸い込むことになりかねません。タバコを吸わない女性の、夫の喫煙による肺がんのリスクは、夫が非喫煙者の場合に比べ27％高いという調査結果もあります。

日本では欧米に比べ受動喫煙対策が遅れています。受動喫煙の怖さを皆さんにお伝えする時、「誰かがプールでおしっこをしてしまい、それを知らない人が波をかぶって他人の尿が混じったプールの水を飲みこんでしまうのと同じことです」というたとえ話をすると、よく理解していただけるようです。

岡山県でも医師会が受動喫煙対策に力を入れています。元・岡山大学副学長の清水信義先生は呼吸器外科・胸部外科を専門としていて、岡山大学医学部の教授時代には国内初の生体肺移植手術を成功させるなど名医として知られています。現在は岡山県医師会副会長として受動喫煙防止活動の先頭に立たれています。清水先生は講演会などで「喫煙は緩慢な自殺」「タバコは毒物の缶詰、毒の総合商社」と、喫煙が与える健康被害に警鐘を鳴らしています。

私も市民の皆さんを対象にした講演会などで、タバコの害について話をしていきたいと思っています。

禁煙するなら禁煙外来の利用も

「タバコをやめたい」「本数を減らしたい」と思っている喫煙者は、男性で54・6%、女性で56・2%と半数以上いるというデータがあります。「何度か禁煙してみたけれど、続けられなかった」という人も多いのではないでしょうか。

タバコの害に気づいてもやめられない場合は、禁煙外来のある病院があるので利用してみてはいかがでしょうか。ちなみに、当院も週に1回の禁煙外来を設けています。

2006年から禁煙治療に公的保険が適用されています。保険で利用できるのは、次の条件を満たしている人です。

・ニコチン依存症（スクリーニングテスト＝TDSで5点以上）と診断された人。
・35歳以上の場合、ブリンクマン指数（喫煙指数＝1日の喫煙本数×喫煙年数）が200以上の人（2016年から35歳未満の方についてはブリンクマン指数に関係なく適用になっています）。
・ただちに禁煙することを希望されている人。

・禁煙治療について説明を受け、禁煙治療を受けることを文書で同意された人。
・過去1年以内に保険を使った禁煙治療を受けていない人（保険診療での禁煙治療は、12週間で5回のプログラムになっています）。

●1回目（初診）

・ニコチン依存度の判定（TDS）を行います。

1　自分が吸うつもりよりも、ずっと多くタバコを吸ってしまったことがありましたか。
2　禁煙や本数を減らそうと試みて、できなかったことがありましたか。
3　禁煙や本数を減らそうとした時に、タバコが欲しくて欲しくてたまらなくなることがありましたか。
4　禁煙したり本数を減らそうとしたりした時に、次のどれかがありましたか。
（イライラ、神経質、落ち着かない、集中しにくい、憂鬱、頭痛、眠気、胃のむかつき、脈が遅い、手の震え、食欲または体重増加）
5　4でうかがった症状を消すために、またタバコを吸い始めることがありましたか。
6　重い病気にかかった時に、タバコは良くないとわかっているのに吸うことはありましたか。

7 タバコのために自分の健康問題が起きているとわかっていても、吸うことがありましたか。
8 タバコのために自分に精神的問題（禁断症状）が起きているとわかっていても、吸うことがありましたか。
9 自分はタバコに依存していると感じたことがありましたか。
10 タバコが吸えないような仕事や付き合いを避けることが何度かありましたか。
以上の10問中5問以上に「はい」と答えた人はニコチン依存症とされます。

・呼気一酸化炭素濃度測定を行い、吐く息がタバコによってどれくらい汚れているのか検査します。
・ニコチン依存度に合わせて、禁煙補助薬を処方します。禁煙補助薬は貼り薬や飲み薬があります。
・禁煙に対するアドバイスを行います。
・禁煙開始日を決め、禁煙宣言書にサインしてもらいます。

●2～5回目

2週間後に2回目、4週間後に3回目、8週間後に4回目、12週間後に5回目が行われます。

2回目以降は前回の受診から禁煙が続けられたか、禁煙できたことで体がどう変わったかを医師や看護師と共に振り返ります。禁煙できなかった場合は、どういう場面だったのかを確認し、カウンセリングを行います。禁煙補助薬の効果や副作用なども確認します。毎回、呼気一酸化炭素濃度測定を行い、禁煙による効果を数値で実感してもらいます。

私が特に強調しているのは、ニコチンの離脱症状からいつ抜け出せるのかを知っておくことです。節目は禁煙開始から3〜4日までがニコチンを追い出す期間、次はニコチンによって分泌が低下していた精神を安定化するアセチルコリンが元に戻るのが3〜4週間頃です。この二つの節目が頑張りどころと心得ておくと、成功率が高くなるでしょう。

飲めば飲むほどリスクが高まる飲酒

「酒は百薬の長」というのはお酒の効用を称える言葉ですが、本来はその後に「されど万病の元」と続いているのです。

1990年代に日本人7万3000人にアンケート調査をして、約10年間の追跡調査を行ったデータがあります。10年間に約3500人ががんになりましたが、アルコール摂取が日本酒換算1日2合未満のグループではがんの発症率は全体よりも高くならず、2合以上3合未満のグループでは1・4倍、3合以上のグループでは1・6倍でした。

2008年に発表された大腸がんと飲酒との解析研究では、飲酒しない人を基準にした場合、1〜2合で1・42倍、2〜3合で1・95倍、3〜4合で2・15倍になっています。やはり、飲めば飲むほど、がんを発症するリスクは高まるのです。

がん以外の生活習慣病についても考慮すると、1日当たりの適量とされる飲酒量の目安は次のようになります（純アルコールに換算して20gまで。公益社団法人アルコール健康医学協会発表）。

・日本酒：1合
・ビール：大びん1本
・焼酎（25度）：0.6合
・ワイン：グラス2杯
・ウイスキー：ダブルで1杯

また、お酒が飲めない体質の人は要注意です。お酒を飲むと顔が赤くなったり、気持ち

アルコール代謝の経路

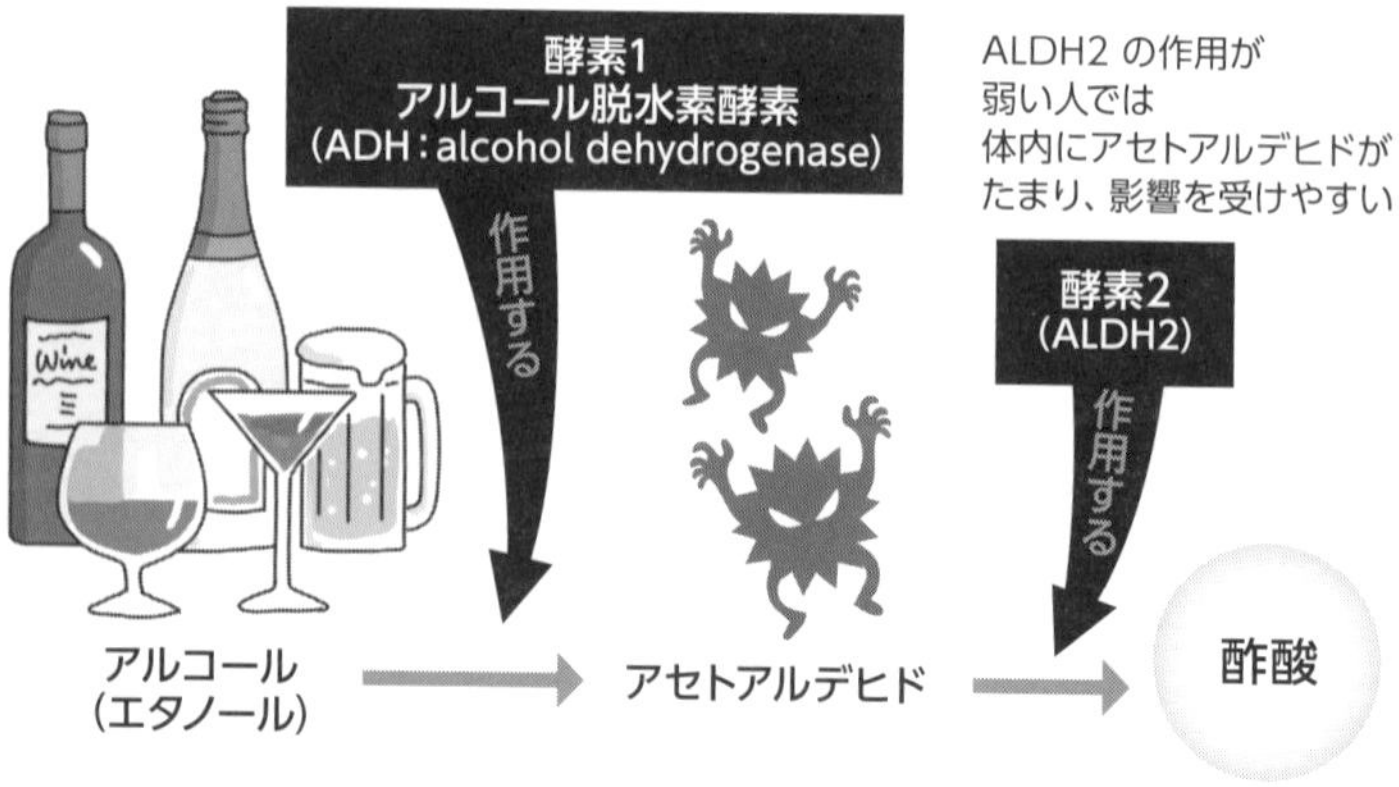

酵素2の個人差は、「飲める」「飲めない」体質の原因であり、発がんリスクも高める

悪くなったりするのは、アセトアルデヒドという物質が原因です。アセトアルデヒドは、お酒（エタノール）が体内に入って酵素によって分解されてできたもので、さらに酵素によって酢酸に変化します（上図参照）。

アセトアルデヒド自体が発がん物質ですが、酵素の働きの強さは遺伝子のタイプによる個人差があり、同じ飲酒量でも発がんリスクに差が出てくるのです。

食道がんの研究では、酵素の作用が強い（アセトアルデヒドの代謝が早い）人が飲まない場合に比べ、酵素の作用が弱い（代謝が遅い）人が週5日以上、1日50g（2合強）以上飲んでいると、食道がんのリスクは95倍にもなったそうです！

飲酒習慣と喫煙習慣が重なった場合もリスクが高まります。

前述の1990年代の調査では、タバコを吸わない人では飲酒量が増えてもがんの発症率は高くなりません。ところが、タバコを吸う人では1日2〜3合のグループでは1・9倍、1日3合以上のグループでは2・3倍になったのです。

なぜ、飲酒と喫煙が重なると、がんの発症リスクが高まるのでしょうか。それは、お酒（エタノール）をアセトアルデヒドに分解する酵素が、タバコの煙に含まれる発がん物質を活性化させてしまうからだと考えられています。

がん予防に有効な食生活とは？

がんを予防するために、これさえ食べていればいいというような食品はありません。バランスの取れた食事をすることが、健康を維持し、がんを予防することにつながります。

では、バランスの取れた食事とはどんなものでしょうか。私たち日本人が食べている伝統的な和食は、魚と大豆をメインに野菜も多く摂れる理想的なバランス食です。

ＥＰＡ（エイコサペンタエン酸）やＤＨＡ（ドコサヘキサエン酸）といった不飽和脂肪

酸を多く含む魚をよく食べる人は、ほとんど食べない人より肝臓がんのリスクが40％近く下がり、乳がんのリスクも14％低下します。また、緑黄色野菜に含まれるカロテノイドは肺がん、食物繊維は大腸がん、野菜や果物全般は食道がんの発症リスクを下げます。

次に、がんの予防効果が期待される食品を紹介しようと思いますが、それだけをたくさん食べればいいということではありません。たとえば、コーヒーと肝臓がんの疫学研究ではコーヒーの抗がん作用が認められていますが、飲み過ぎれば胃荒れや不眠、高血圧などのリスクが高まります。繰り返しになりますが、他の食品もバランスよく食べることが大切なことを忘れないでください。

・**ほうれんそう**：カロテノイドやビタミンCが多く含まれ、抗酸化力や発がん抑制力があります。

・**さつまいも**：食物繊維が発がん物質を吸着して体外に排出。さつまいもの絞り汁に含まれるガングリオシドという物質ががん細胞の増殖を抑える効果があるという研究も。

・**そば**：抗酸化物質ポリフェノールが豊富に含まれ、がんの抑制効果が。

・**野菜スープ**：生野菜の10～１００倍の発がん抑制効果があるという実験データがあります。

・**味噌**：完熟味噌に含まれるミネラルなどに発がん抑制効果が。
・**バナナ**：免疫力を高める効果があるとされています。
・**リンゴ**：リンゴに含まれるペクチンが発がん物質の活性酸素の排出を促し、大腸がんの予防効果があることがわかっています。
・**パパイヤ**：パパイヤに含まれるイソチオシアネートという成分が、発がん物質を解毒化する酵素を活性化させることが明らかになっています。
・**鮭、カニ、エビ**：赤い色素のアスタキサンチンは抗酸化力が強く、がんを抑制することがわかっています。
・**青背の魚**：青背の魚に含まれるＤＨＡは、発がん抑制効果があります。
・**ホタテ貝、イカ墨**：ホタテ貝に含まれるグリコーゲン、イカ墨に含まれるムコ多糖に、発がん抑制効果が。
・**コーヒー**：コーヒーに含まれるクロロゲン酸に発がん抑制効果が。肝臓がんの発生が抑えられたという報告も。
・**ココア**：ココアに含まれるカカオポリフェノールには活性酸素を取り除き、がんの抑制効果もあることがわかっています。

・赤ワイン：赤ワインに含まれるポリフェノールに発がんの抑制効果があることが明らかになっています。
・梅酒：梅酒に含まれる抗酸化物質リオニレシノールに発がん抑止効果が。

手の大きさで覚えるバランス食

「バランスの取れた食事が大事」とわかっていても、いちいちカロリー計算までしていられません。そこで、2017年に出版した拙著『もっとエンジョイできる「四季別」健康新生活』では、手で覚えるバランス食を提案しました。手の大きさは一人ひとり違います。一般的に、背の高い人は大きく、低い人は小さくなります。その人に必要な栄養所要量は体格に比例するので、手の大きさを活用すれば必要量が即座にわかります。

・主食
ごはん1食の目安は、卵を軽く握った時のこぶし1個分です。麺類は同じか少し多め、パンは手のひらを広げたサイズ1枚です。

・主菜（タンパク質）

肉は1食に4本指に乗る大きさで厚さは手のひらと同じくらい。脂の多い肉は4本指をくっつけ、脂の少ない肉は指を広げてください。揚げ物にする場合は指3本分です。魚や豆腐は手のひらに乗る大きさです。

・**副菜（野菜）**

緑黄色野菜、淡色野菜、根菜などの1日の目安は、生の状態で両手にいっぱいです。昔の職人さんは、自分の手で何個分、人差し指1本分などと長さを測っていたそうです。昔の女性はお米の水分量を指で測っていました。体で覚えておけば、面倒なく続けられるでしょう。

がんになりやすい食生活とは？

栄養バランスに優れた和食ですが、気を付けたいのは塩分の摂り過ぎです。特に漬物や味噌、干し魚、塩辛などの塩蔵食品に注意しましょう。塩蔵食品の摂取量が少ないグループに比べ、摂取量の多いグループでは胃がんのリスクが約1・5～2倍になるという報告があります。

塩蔵食品による影響で胃粘膜が荒れてピロリ菌に感染しやすくなったり、胃酸が分泌されて胃粘膜が炎症を起こしたりして、胃がんが発生しやすくなると考えられています。東北地方や北陸地方は塩分摂取量が多く、他の地域に比べて胃がんの死亡率が高く、塩分摂取量の低い沖縄では胃がんの死亡率が低いというデータもあります。

アツアツの料理や飲み物は、食道がんのリスクを高めることがわかっています。寒い冬にアツアツの鍋焼きうどんなど美味しいのですが、少し冷ましてから食べたほうがよいでしょう。

欧米のデータでは、赤肉（牛肉や豚肉）や肉の加工品（ハムやベーコン、ソーセージなど）の摂り過ぎは大腸がんのリスクを高めるとされています。国際的には赤肉は1週間で500g以内、1日70gに抑えることが推奨されています。この基準よりも赤肉を多く食べている人は気を付けたほうがよいでしょう。

肉の加工品については、保存用に使われている化学物質が大腸がんのリスクを高めるのではないかとされています。欧米に比べ日本人の肉の加工品の摂取量は少ないですが、多めに食べている人は注意するに越したことはありません。

がん予防に有効な運動

多くの疫学研究により、「運動が大腸がんや閉経後の乳がん、子宮体がんのリスクを下げる」「肝臓がんや膵臓がんの発症を予防する」ことがわかっています。

厚生労働省の「健康づくりのための身体活動基準2013」では、18歳から64歳までの身体活動と運動の基準を次のように挙げています。

・歩行と同等以上の身体活動を毎日60分行う。

・息が弾み汗をかく程度の運動を1週間に60分程度行う。

会社で1～2階下のフロアーに行く時はエレベーターを使わず階段で往復する、昼食を外で食べる時は少し遠い店に行く、家では部屋の掃除をする、犬の散歩をするなど、歩く時間を少しでも多くするように心がけましょう。買い物にも車ではなく自転車で行けば身体活動になります。そして、週末にジョギングをしたり、プールで泳いだりなどを習慣にすると理想的です。

65歳以上の身体活動と運動の基準は次の通りです。

鎖骨グルグル回し体操

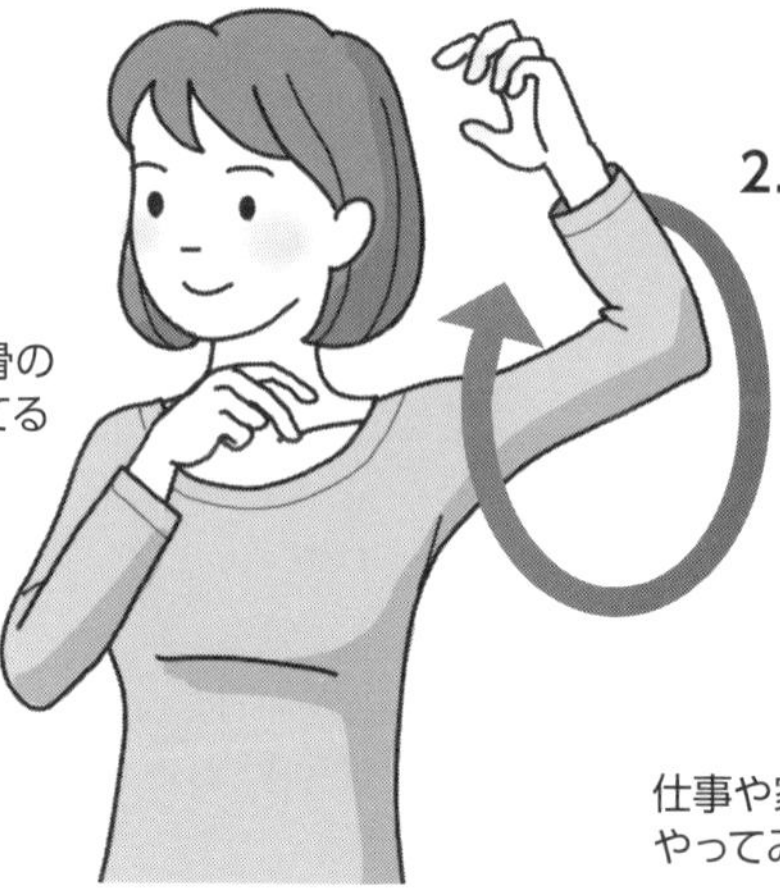
1. 手の中指を
反対側の鎖骨の
起始部に当てる
2. 腕を大きく
円を描くように
後ろから前へ
回す
仕事や家事の合間に
やってみてください

・寝たままや座ったままにならなければ、どんな動きでもよいので毎日40分行う。

身体活動については、家事や家庭菜園など体を動かすことを、高齢になっても日常的に続けることが有効です。

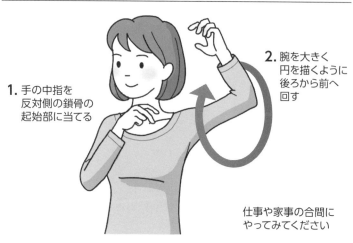

厚生労働省の「健康づくりのための身体活動指針（アクティブガイド）」では、まず散歩や早歩き、体操など毎日10分多く体を動かすことから始めるよう呼びかけています。毎日10分から15分、15分から20分と徐々に多くしていきましょう。

そして、30分以上の運動を週2回行うことが推奨されています。スポーツのサークルに入ったり、スポーツジムに通ったりしてみるのもいいでしょう。自治体が運営しているスポーツセンターなどでは、安い費用でスポーツが楽しめます。生活の中に運動習慣を組み入れることをお勧めします。

また、免疫アップのための体操として「鎖骨グルグル回し体操」を考案してみました。当院の患者さんのリハビリなどにも取り入れています（前ページ参照）。

鎖骨はリンパ液が流れているツボのような場所です。リンパ液には免疫細胞のリンパ球も含まれています。リンパ液の流れを良くすることで、リンパ球の活動も活性化されます。鎖骨に手を置いて、グルグル回すだけの簡単な体操です。皆さんも、仕事や家事の合間にぜひやってみてください。

痩せ過ぎにも注意！　体型とがんの関係

肥満は生活習慣病の要因とされ、「万病の元」という認識が浸透しています。肥満の指標としてＢＭＩが世界的に利用されています。ＢＭＩは体重（kg）を身長（m）の2乗で割った数値です。日本肥満学会ではＢＭＩ25以上を肥満としています（次ページの図参照）。米国ではＢＭＩ30以上の人が30％以上を占めていて、がん発症のリスクが高まるこ

BMIと肥満度

$$BMI = 体重 \div (身長 \times 身長)$$
(kg)　(m)　(m)

BMI	判定	
～ 18.5未満	低体重	
18.5以上 ～ 25未満	普通体重	
25以上 ～ 30未満	肥満（1度）	
30以上 ～ 35未満	肥満（2度）	
35以上 ～ 40未満	肥満（3度）	高度肥満
40以上 ～	肥満（4度）	高度肥満

※たとえば、体重60kg、身長160cmの人の場合、
BMI = 60 ÷ (1.6×1.6) = 約23.4　になります

出典：日本肥満学会「肥満症診断基準 2011」

とがわかっています。ところが日本ではBMI30以上の人は2～3％しかいません。では、日本人の肥満とがんの関係はどうなっているのでしょうか。

日本人35万人についてのBMIとがんの死亡リスクを調べた調査では、男女ともBMI30以上でリスクが高まります。一方、男性ではBMI23以下、女性ではBMI19以下になるとリスクが高まっているのです。

つまり、太り過ぎても痩せ過ぎてもリスクは高まるということです。男性はBMI21以上27未満、女性はBMI21以上25未満が、がんの死亡リスクが低いBMIの範囲と言えるでしょう。

強いストレスを感じる人はがんになりやすい？

ストレスも万病の元と言えるほど、多くの病気に影響を与えていると考えられています。ストレスの原因となるストレッサーは五つに分類されています。

・物理的ストレッサー：温度、光、音、睡眠不足など。
・化学的ストレッサー：タバコ、アルコール、食事、大気汚染、ホコリなど。
・生物学的ストレッサー：細菌、ウイルス、カビ、花粉など。
・心理的ストレッサー：不安、不満、怒り、喜び、悲しみなど。
・社会的ストレッサー：家庭環境、職場環境など。

この中で「心理的ストレッサー」や「社会的ストレッサー」が原因となる代表的な例が、円形脱毛症や過換気症候群、過敏性腸症候群などです。

最近ではストレスが腰痛の原因になるケースが注目され、「心因性腰痛」と呼ばれています。心因性腰痛に対しては整形外科医だけでなく精神科医、臨床心理士、理学療法士などがチーム医療を行うと効果があることが欧米の研究で明らかになっているそうです。

このように幅広い症状を引き起こすことがわかっているストレスですが、がんとの関係については詳細が不明でした。過剰なストレスががんを引き起こす原因になっているのではないかという仮説の段階だったのです。

国立がん研究センターは、2018年に常に高いストレスを受けていると感じている人は、ストレスが低いと感じている人よりもがんになるリスクが高いと発表しました。40歳から69歳の男女に1990年代から2012年まで追跡調査し、調査開始時と5年後にストレスの程度を聞いたもので、回答者は約8万人という大規模調査です。

そのうち、がん発症者は約1万2500人で、ストレスを多く受けていると感じているグループは、ストレスが低いと感じているグループに比べ、がんになるリスクが11％高いという結果でした。臓器別では肝臓がんと前立腺がんでストレスが高いと発症リスクが高いということがわかりました。

そして、2019年に岡山大学大学院細胞生理学分野の神谷厚範教授は、国立がん研究センターや東京医科大学などとの共同研究で、乳がん手術を受けた患者さん29人のがん組織を調べ、がん組織を取り巻くように交感神経が入り込んでいることを確認。不安や恐怖、怒りといったストレスが生じると交感神経の活動が高まりますが、がん組織内の交感神経が密なほど再発しやすいことがわかったのです。

さらに、マウスにヒトの乳がん組織を移植し、乳がん組織内の交感神経を刺激し続けたところ、60日後に刺激しなかったグループと比べると、がんの面積は2倍ほどになり、転移も多かったのです。一方で、遺伝子治療で交感神経の活性化を止めると、60日たってもがんの大きさはほとんど変わらず、転移もないという結果でした。

この研究は英科学誌『Nature Neuroscience』に掲載されました。神谷教授らの研究はストレスによってがんが悪化すること、ストレスで活発になった交感神経の活動を遺伝子操作で止めれば、がんの進行を抑制する治療法につながる可能性があることを示しています。

自分なりのストレス解消法を持って、ストレスをためない生活を送ることは、さまざまな心因性の症状だけでなく、がんの予防にもつながると期待されます。

「遺伝」は努力によって変えられる？

皆さんは、「エピジェネティクス」という言葉を聞いたことはありますか。これは、個体発生に関する説の一つである「エピジェネシス（後成説）」と、「ジェネティクス（遺伝学）」を組み合わせた言葉です。ジェネティクスは、DNAを構成するA、T、G、Cという4種類の塩基配列を遺伝情報の基本とします。これにギリシャ語で「後で」や「上に」を意味する「エピ」を付けると、「エピジェネティクス」、つまり、「〝後天的に〟遺伝子の上にさらに修飾が入ったもの」という概念になります。1942年、英国の発生生物学者だったウォディントン氏により初めて提唱された考え方です。

エピジェネティクスでは、DNAの塩基配列は変えずに、あとから加わった修飾が遺伝子機能を調節する制御機構となります。

「親からの遺伝だから仕方がない」と、私たちは思い込みがちですね。しかし、環境などの後天的な要因が「持って生まれた遺伝」を超越する気がするのも事実でしょう。2003年に解読を終えた「ヒトゲノム計画」では、「親から受け継いだ遺伝子は一生不変」という考え方が一般にも広まりました。実際、設計図の中の約2万2000の遺伝子は原則的には変わりません。

しかし、一卵性双生児の性格がまったく違っていたり、時として片方だけが遺伝性の病気にかかることもあります。たとえば、2001年、米国テキサスA&M大学で誕生した最初のクローン猫CC（カーボンコピー、コピーキャット、クローンキャット等の略）は、DNAをコピーしたオリジナルの猫とは、外見も行動も違っていたのです。

遺伝子の分子構造は、環境にも影響を受けているようです。最新の研究によると、必ずしも遺伝子が運命を決定づけるわけではないことが明らかになってきました。DNAという設計図の中の一部が実際に表に出てくるかどうかは可能性に過ぎず、生活習慣を改善することによって遺伝子を超えることができるようです。この考え方こそ、先ほど述べた「エピジェネティクス」です。

最近の研究では、食生活などのライフスタイル、社会的変化、環境汚染、また心理的な変化によっても、エピジェネティクスが変化することがわかっています。そして、環境からの影響で生じた一部のエピジェネティクスは、次世代へと遺伝することも明らかになってきました。つまり、努力によって、エピジェネティクスを変化させ、次世代に遺伝させていくことも可能だということです。「遺伝だから」とあきらめる必要はなさそうです。あなたの努力次第で、体質や性格は変えていけるのです。

コラム

消化器のがんの術前術後は、経腸栄養がマル

バランスの良い食事をしてがん予防に努めることは大事ですが、万一、がんになってからも栄養状態を整えることが重要になります。特に食道がんや胃がんなど消化器のがんの場合、食物の通過障害などで体重減少や栄養不良が見られます。栄養不良があると、手術の傷が治りにくく、免疫機能も低下し、感染症などの合併症も発生しやすくなります。

以前は胃全摘などで縫合不全などを合併すると、栄養を十分に摂れなくなり、死亡リスクが高くなっていました。１９７０～80年代に大きな静脈から栄養を摂る中心静脈栄養法が普及し、手術結果が改善されました。

しかし、中心静脈栄養法には感染症やカテーテル敗血症などの問題がありました。現在では術前の絶食期間を短くし、術後も早めに経腸栄養を行う経管栄養法が行われるようになっています。短期間なら鼻からチューブを入れる経鼻法、長期なら胃瘻や腸瘻を造設する経瘻法が選択されます。小腸は手術直後から蠕動しているので、胃や大腸が動きを休止している間でも小腸に経管栄養を行うことで早期回復が見込めます。

経腸栄養剤は半消化状態栄養剤のほか、免疫賦活経腸栄養剤が使われることもあります。免疫賦活経腸栄養剤にはアルギニンやグルタミンなど免疫を強化する成分が多く含まれています。術前術後に投与することで合併症を予防しようと、１９９０年代から徐々に広がってきました。

低栄養状態では免疫力が低下しやすく、その状態で手術すれば術後の免疫力がさらに落ちることがわかっています。免疫賦活経腸栄養剤を投与することで、感染症などの合併症発生のリスクが下がるというデータもあります。

日本では手術前に低栄養になりやすい食道がんや頭頸部がんなどで、術前術後に免疫賦活経腸栄養剤を投与したところ、有効だったという報告もあります。

その一例ですが、私が最も尊敬する外科医のお一人で、現在、川崎医科大学総合医療センター院長の猶本良夫先生が、岡山大学病院時代に食道がんグループを率いておられ、腸管免疫の研究も精力的にされていました。

動物の細胞表面にある受容体タンパク質の一つに、トル様受容体（Toll-like receptor：ＴＬＲ）というものがあります。この受容体には、種々の病原体を感知して自然免疫（獲得免疫と異なり、一般の病原体を排除する非特異的な免疫作用）を作動させる機能が知られていました。

猶本先生たちは、経腸栄養剤に入っているアミノ酸が、腸粘膜細胞に存在するトル様受容体を刺激することで、マクロファージや樹状細胞などの生体の自然免疫系を活性化することを報告されました。食道がんの術前術後のこうした免疫賦活経腸栄養剤投与は、難易度が非常に高い食道がん術後成績の向上に寄与しました。

コラム 「難敵」膵臓がんに光明?

名女優・八千草薫さんが、膵臓がんで88歳で亡くなったのは記憶に新しいところです。また、元関脇・逆鉾の井筒親方も58歳の若さで膵臓がんで死去しました。2016年には、元横綱・千代の富士の九重親方が膵臓がんで61歳の若さで逝きました。アップル社長のスティーブ・ジョブズ氏も膵臓がんで、56歳で亡くなっています。

膵臓がんは、がんの中で「最悪のがん」とされ、発見されたときは手遅れとされます。「早期発見がしにくい」「転移しやすい」「治癒が難しい」「生存率が低い」と、四つの悪条件がそろったがんです。多くのがんは治る病気になってきたというのに、膵臓がんだけは例外で、5年生存率はⅠ期で40・1%、Ⅳ期になると1・5%、全症例で9・2%となっています。しかも、罹患者数も死亡者数も年々増えています。膵臓は、胃の裏側の体の深部にあり、消化液を運ぶ膵管が張り巡らされています。膵臓がんの9割以上が、この膵管の細胞にできるので発見しづらいうえ、特徴的な自覚症状がありません。進行した場合、症状としては、黄疸、腹痛や腰や背中の痛みでしょうか。

そのため、膵臓は「沈黙の臓器」と呼ばれ、よほどがんが進行しないと検査に至らない臓器なのです。ある病院の理事長先生の例ですが、その先生の病院では、がん検診に力を入れており、自分自身も小まめに検診を受けていました。ところが数年前の3月に検診を受けて何も兆候がなかったのに、5月の連休明けに黄疸が出て、いろいろ調べた結果、膵臓がんによる黄疸と判明。そのくらい検査機器による発見が難しいのです。その先生は残念ながら2年後に亡くなられました。

最近では、CT検査が比較的有効とされています。ただし、撮影のために使用する「造影剤」には、副作用リスクがあり、気軽に受ける検査とは言えません。一般的に最も有効なのは、MRI（磁気共鳴画像）を利用したMRCP（磁気共鳴胆管膵管造影検査）という検査です。しかし、自覚症状がなく、疑いがないのにこれを受ける人はいませんね。

膵臓がんの治癒が難しいとされる理由のもう一つに、膵臓が胃や腸と違って筋肉層がないことが挙げられます。筋肉層がないので、いったんがん細胞が増殖を始めると周囲の臓器に浸潤しやすいわけです。膵臓は十二指腸、脾臓、胃などに接しているほか、周囲に腹腔動脈などの重要な血管やリンパ節が集まっています。そのため、がんは速いスピードで他臓器に転移していきます。

以上のように、「難敵」とも言える膵臓がんですが、今、膵臓がんの腫瘍マーカーで注目されているのが、血液中の「アポリポプロテインA2（apoA2）アイソフォーム1」というタンパク質です。CA19－9に比べて高い精度でI期、II期膵臓がんを検出できることが明らかになっています。

共同研究したのは、国立がん研究センター研究所や米国立がん研究所、ドイツがん研究センター、国際がん研究機関などで、膵臓がんリスク疾患や早期膵臓がん患者では、健常者に比べて、apoA2アイソフォームが低下していることが確認されました。

国立がん研究センターの研究チームは、このマーカーを用いた試験的膵がん検診の検証を行う臨床研究を、2019年4月より北海道で実施することを報告しました。この研究は、２０１７年度から２０１８年度にかけて鹿児島県と神戸市で実施されていましたが、この方法で陽性となった人に詳細な画像診断を受けてもらい、費用を抑えつつ膵臓がんを手術ができるうちに効率的に見つけ出そうという計画だそうです。

今後はＣＡ19－9とapoA2アイソフォームを組み合わせた検診を実施することで、早期膵臓がんや膵臓がんリスク疾患の危険率が高い集団をスクリーニングし、さらに精密な画像検査などを行い、それらの疾患が診断できれば、膵臓がんによる死亡率の低下につながる可能性もあります。今後の進展に期待しつつ続報を待ちたいと思います。

このように治療の分野では光明も見え始めていますが、膵臓がんにならないために日常生活の中でできる有効な手立てはあるのでしょうか？　データから言えるのは、糖尿病になるような生活をしないということです。膵臓がんの患者さんの26％は糖尿病患者というデータがあるからです。糖尿病の男性は、膵臓がんの発症リスクが健康な人に比べ２・１倍、女性でも１・５倍高いとされています。ということは、糖尿病を予防するような食事や運動などで生活習慣を改善するように心がけることが、唯一、「最悪のがん」の予防になるということです。やはり、栄養、運動、そして言うまでもなく禁煙が大事なのです。

第5章

ここまで来た！「がんの最新治療」

大きな期待が寄せられる「免疫チェックポイント阻害剤」

私たちの体に免疫システムが備わっているのはご存じでしょう。細菌やウイルスなど異物の侵入を防いだり、侵入してきた異物を排除したりして、自分の体を守る働きです。

免疫には「自然免疫」と「獲得免疫」があります。免疫の中心は白血球で、NK細胞やマクロファージ、好中球は体内をパトロールし、異物を見つけると攻撃を仕掛けます。ここまでが「自然免疫」チームの働きです。免疫の第一段階です。153ページのところで、腸粘膜細胞に存在するトル様受容体が、この自然免疫系を活性化することをお話ししましたね。

「自然免疫」チームが獲得した情報を発信するのが樹状細胞です。この情報を受けて「獲得免疫」チームのT細胞やB細胞の数が増え、攻撃を強めます。そのほか、「獲得免疫」は樹状細胞が伝えた情報を記憶しているので、再び異物が侵入してきた時にすばやくキャッチして攻撃することができるのです（次ページの図参照）。

体内で発生したがん細胞は、免疫システムによって異物として排除されますが、免疫力

自然免疫と獲得免疫（2段構えで戦う免疫システム）

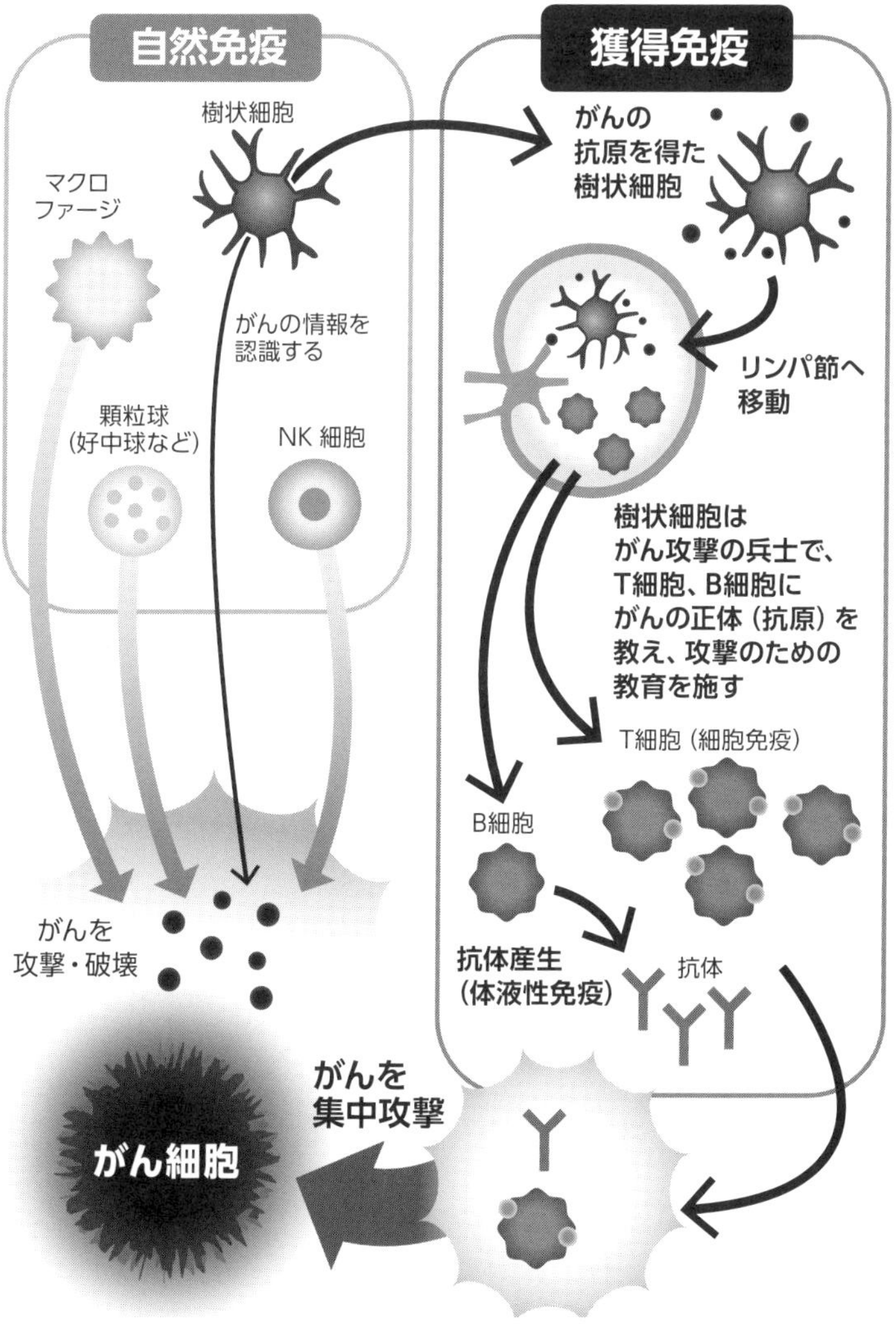

が弱まっていると、がん細胞が生き残ってしまいます。そこで、免疫を強めることで、がん細胞を排除しようとするのが免疫療法です。

今までさまざまな免疫療法が開発されてきましたが、従来の免疫療法で有効性のあるものは限られています。標準治療となっているのは、腎がんで免疫を活発にするサイトカインを投与するサイトカイン療法、膀胱がんで免疫賦活剤（ＢＣＧ）の投与くらいです。

しかし、最近、新たに開発されている免疫療法は、手術、化学療法、放射線療法に続く第四の治療になると注目されています。

新しい免疫療法を代表するのが、「免疫チェックポイント阻害剤」です。がん細胞が免疫細胞にブレーキをかけて免疫の攻撃を阻止していることがわかり、がん細胞によるブレーキを解除することで免疫力を高めようとする方法です。

がん細胞はタンパク質のアンテナを出し、Ｔ細胞の表面にあるブレーキをかけるスイッチを押すことで、Ｔ細胞ががん細胞を攻撃しないようにしています。そこで、がん細胞のタンパク質のアンテナが、Ｔ細胞にあるブレーキのスイッチと結合しないようにする「免疫チェックポイント阻害剤」が開発されたのです。

代表的な免疫チェックポイント阻害剤は、ノーベル賞を受賞した本庶佑先生が発見した

PD－1という受容体を標的にしたニボルマブ（商品名「オプジーボ」）です。

PD－1とは、「Programmed cell death 1」（計画された細胞死）の略です。当時、京都大学本庶佑研究室の大学院生であった石田靖雅氏らによって、「自己攻撃性を獲得した危険なT細胞が、アポトーシスで自死する際に重要な役割を果たすものであってほしい」という願いをこめて、PD－1と名付けられたそうです。

PD－1は活性化したT細胞の表面にあるタンパク質です。そして、このPD－1と結合するタンパク質があり、それがPD－L1です。鍵と鍵穴のような関係になっていいます。両者が結合するとブレーキ信号が送られ、活性化していたT細胞が休眠状態になって免疫攻撃が抑制されます。

本庶先生は、重いがん患者でPD－L1が増えていることを見出したそうです。がん細胞は、PD－1の機能をいわば「悪用」し、免疫を巧みにすり抜けていたのです。PD－1やPD－L1にくっついて、両者の結合を妨げる抗体を投与すると、ブレーキ信号がなくなりT細胞が活性化され、がんの増殖や転移が抑制されます。PD－1阻害剤のニボルマブは胃がん、非小細胞肺がん、腎細胞がん、悪性黒色腫などの治療に使われ、同じPD－1阻害剤のペムブロリズマブ（商品名キイトルーダ）は非小細胞肺がん、悪性黒色腫な

免疫チェックポイント阻害剤（オプジーボ）の仕組み

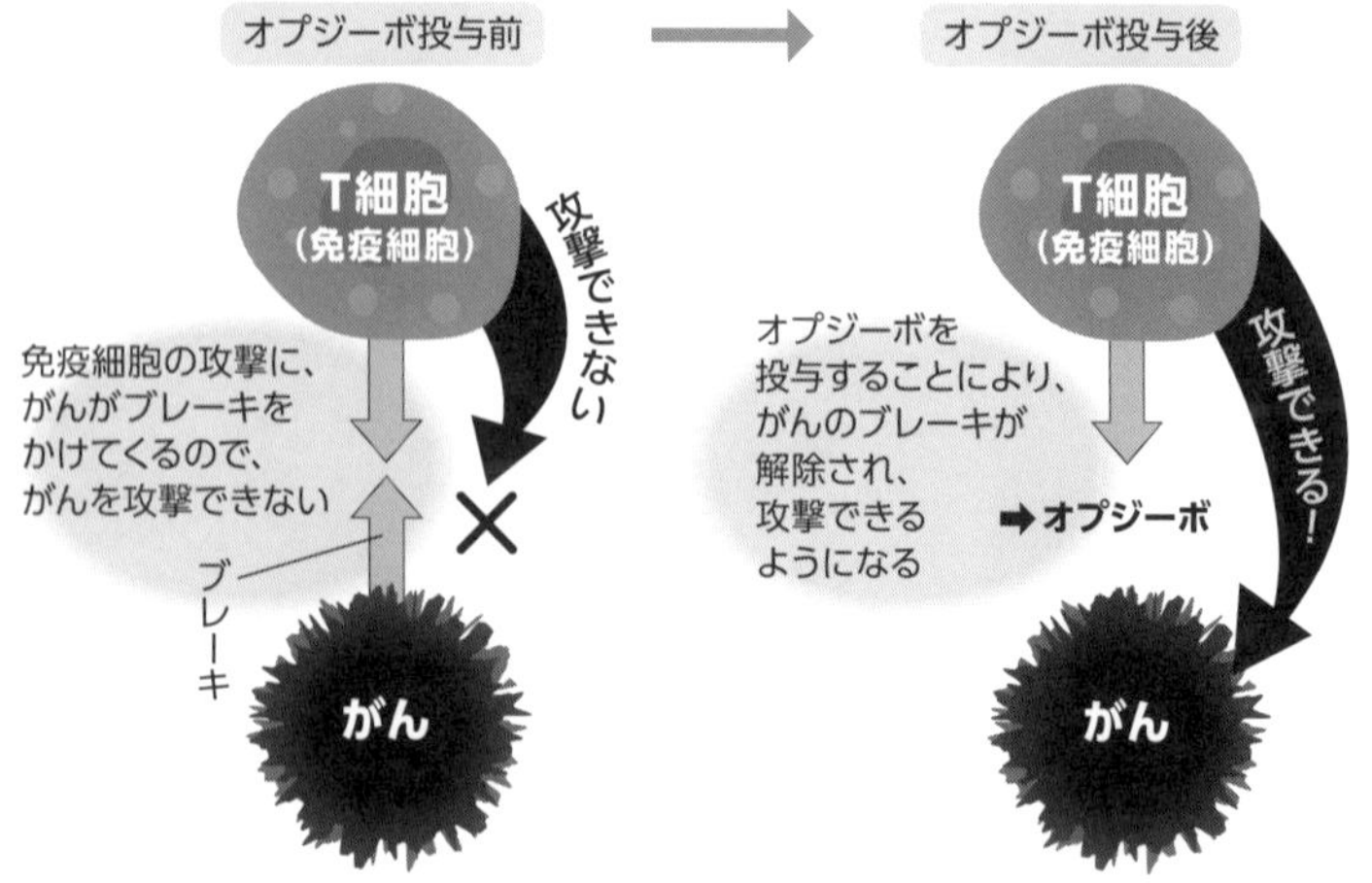
オプジーボ投与前
オプジーボ投与後
T細胞
（免疫細胞）
攻撃できない
免疫細胞の攻撃に、
がんがブレーキを
かけてくるので、
がんを攻撃できない
ブレーキ
がん
T細胞
（免疫細胞）
オプジーボを
投与することにより、
がんのブレーキが
解除され、
攻撃できる
ようになる
➡オプジーボ
攻撃できる！
がん

どの治療に有効です。

そのほか、PD－L1阻害剤（アテゾリズマブなど）やCTLA－4阻害剤（イピリムマブなど）があります。CTLA－4阻害剤は、T細胞のCTLA－4という受容体が樹状細胞のB7というタンパク質と結合すると免疫のブレーキがかかるので、CTLA－4とB7の結合を防ぐ薬剤です。

CTLA－4は、本庶先生と同時にノーベル賞を受賞した米国のアリソン博士が発見したタンパク質です。

免疫チェックポイント阻害剤は、治療後すぐに効果が出ることが多く、治療終了後も治療効果が長く続くケースもあるなど期待が大きい治療法ですが、従来の薬剤と異なり副作用がいつ生じるかわからないという特徴もあります。それが投与直後に現れたり、思わぬ部位に生じたりするので、医師も患者も注意深く体調を観察する必要があります。

新たながん免疫療法の登場、CAR-T細胞療法

免疫チェックポイント阻害剤に続く、新しいがん免疫療法として登場したのがCAR-T細胞療法です。患者さん本人から採取したT細胞に、遺伝子改変によってがん細胞の抗原を認識するCAR(chimeric antigen receptor:キメラ抗原受容体)を組み込んで、体内に戻します。CARが組み込まれたT細胞は、がん細胞の抗原を見つけて攻撃します。CAR-T細胞療法で代表的なものはCD19-CAR-T細胞療法(商品名キムリア、イエスカルタ)です。欧米ではB細胞性の血液がんを対象に承認されています。

日本では2019年2月に白血病などの治療法として「キムリア」が国に承認されることが決まり、5月に保険適用となりました。対象は急性リンパ性白血病など血液のがん患者のうち、標準治療では効果が期待できなくなった場合で、年間最大250人ほどと見込まれています。

欧米で行われたCAR－T細胞療法の臨床試験では、患者さんの80％でがん細胞が検出されなくなったなど高い効果があったという報告が出ている一方、免疫が過剰になって発熱などの副作用が60～80％の人に生じたというデータもあります。

CAR－T細胞療法は世界中で開発が進められていて、日本の製薬会社も海外企業と提携したり、国内の大学と共同開発したりするなど力を入れています。

CAR－T細胞療法の最大の問題はコストです。患者さんのT細胞を取り出して遺伝子の改変を行うためオーダーメイド治療となり、投与は1回ですが、米国ではキムリアは5000万円にものぼるとか。日本は3349万3407円で、1回当たりの薬価として国内最高です。

日本では患者さんが払う医療費の上限が設けられていて、世帯年収が約370～770万円の場合、キムリアの薬価は約41万円になります。上限を超えた差額は保険料と税金で支払われるため、医療財政に負担がかかることが心配されています。

治療費を抑えるために、患者さん自身のT細胞を使う「自家」CAR－T細胞療法ではなく、本人以外のT細胞を使う「他家」CAR－T細胞療法の研究も始まっています。iPS細胞を使った「他家」CAR－T細胞療法の開発も行われています。

CAR-T 細胞療法の流れ

1. 患者さんからT細胞を採取し、CAR-T細胞の製造施設に送る

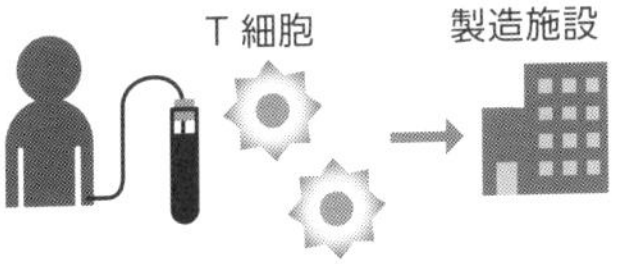

2. 特定の抗原を発現するがん細胞を認識し攻撃するよう、製造施設で患者さんのT細胞を改変する

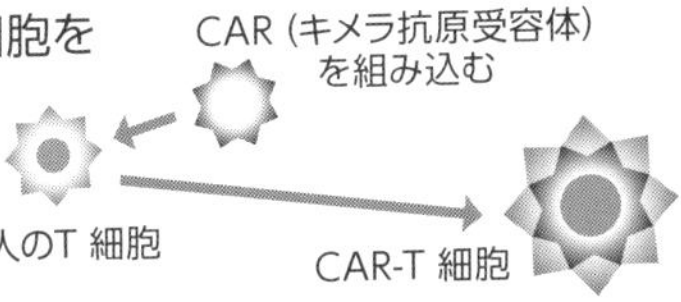

3. 改変されたCAR-T細胞を、がんと闘うのに十分な数まで増やす

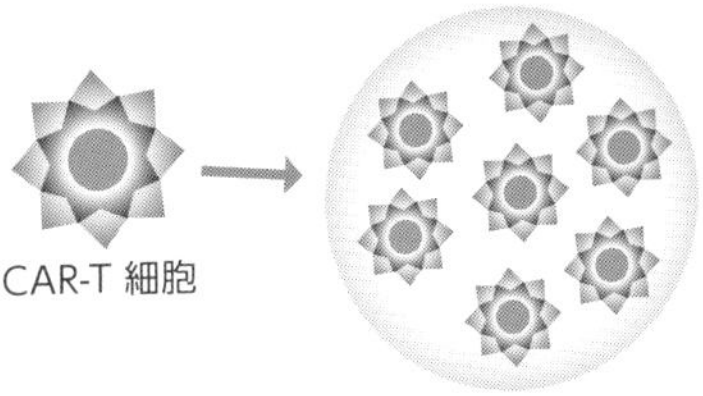

4. 厳しい品質検査を経て、CAR-T細胞を患者さんの治療施設に送る

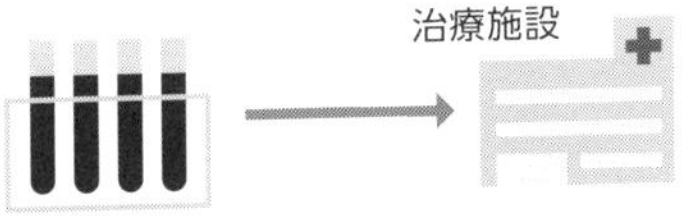

5. リンパ球除去化学療法を行った後、CAR-T細胞を患者さんの血液に戻す。CAR-T細胞の投与は1回のみの治療で行われる

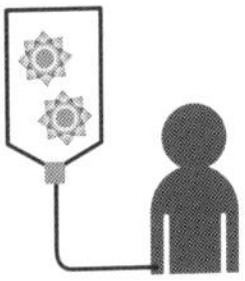

6. CAR-T細胞が特定の抗原を発現するがん細胞に対して攻撃をしかける

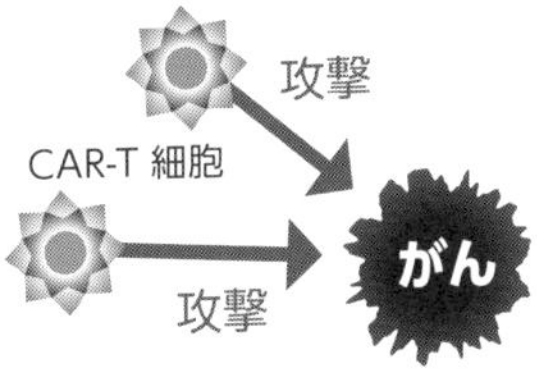

CAR-T細胞療法の効果も、がん細胞の少なさがポイント？

B細胞性血液がんなどに対しCD19－CAR－T細胞療法は劇的に効き、治療直後はがんがなくなったように見えますが、長期的に見て再発はしないのだろうかという点に疑問が残っていました。

米国のメモリアルスローンケタリングがんセンターでは、通常の治療では無効か再発を繰り返している急性リンパ性白血病の患者53人に対して、CD19－CAR－T細胞療法を実施。その後、1～65か月追跡調査したところ、治療後に83％でがんがなくなる完全奏功を得たのですが、再々発で死亡した人もいて、全生存期間の中央値は12・9か月だったと2018年に報告しています。

その報告には患者群の解析もあり、CD19－CAR－T細胞療法開始前の白血病細胞数が多い患者群では全生存期間中央値が12・4か月なのに対し、少なかった患者群では20・1か月と長くなっています。

つまり、強力な攻撃力を誇るCAR－T細胞療法であっても、体内のがん細胞の量によって効果が違うということです。「体内のがん細胞が少ないうちに」、あるいは「体内のがん細胞をできるだけ少なくしてから」というのが、やはりがん治療の基本となるのでしょう。

「がん幹細胞」研究の進展

第1章で、「がんは正常な細胞の遺伝子に変異が生じることでがん細胞となり、がん細胞がどんどん増殖していく」という考え方を紹介しました。細胞分裂により、同じ性質を持った細胞が無限に増えていくと思われていたのです。ところが今から20年ほど前に、白血病細胞の中に「幹細胞」が発見されました。

幹細胞とはどんな細胞なのでしょうか。幹細胞とは、細胞を生み出す親玉的な細胞のことです。幹細胞には再生医療で注目されたES細胞のように、私たちの体のどんな細胞にでもなれる「多能性幹細胞」がありますが、血を作る造血幹細胞であれば血液系の細胞、神経系を作る神経幹細胞であれば神経系の細胞を作るというように役割が決まっている「組織幹細胞」です。

がんの親玉「がん幹細胞」

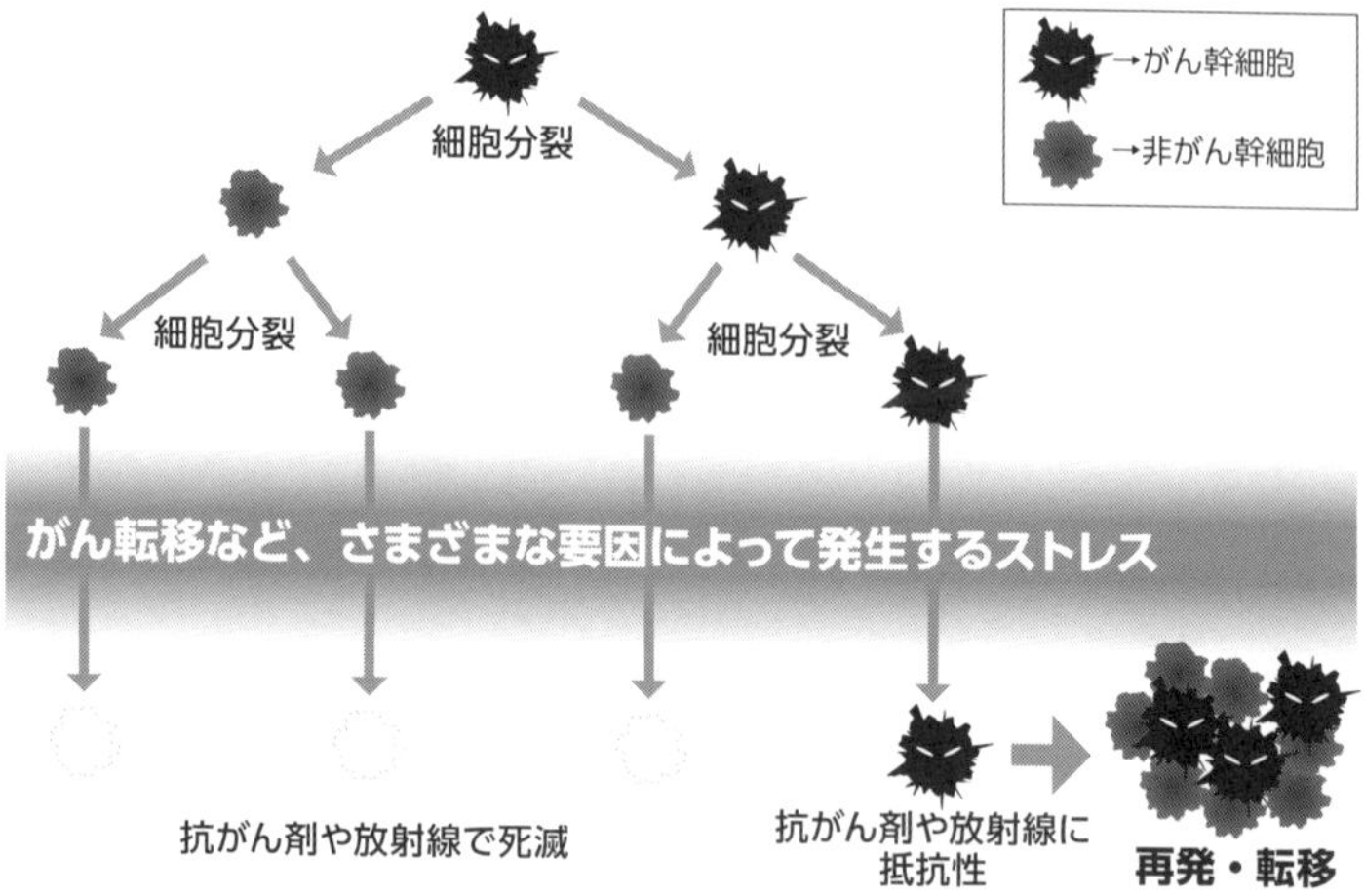

私たちが一般に耳にしている「幹細胞」とは、組織を修復する「正義の味方」といった、ウルトラマン、アンパンマンといったヒーロー的な細胞です。しかし、がんの幹細胞はそのようなものではありません。がん幹細胞は通常のがん細胞を生み出すと共に、自らと同じ幹細胞も複製します。

がん幹細胞が分裂して二つの細胞を生み出す時、一つはがん幹細胞となり、もう一つが通常のがん細胞になります（上図参照）。結果として、一つのがん幹細胞が多くのがん細胞を生み出すことになるので、がん幹細胞は女王蜂にたとえられています。1匹の女王蜂がたくさんの働き蜂をどんどん生んでいくイメージです。

がん幹細胞は、抗がん剤や放射線治療などにも抵抗力があり、がん幹細胞の生き残りが再発や転移に関わってくるのではないかと推測されています。白血病細胞の中に幹細胞が発見されてから、脳腫瘍、乳がん、大腸がん、膵臓がんなどで幹細胞の存在が報告されました。

巻頭のインタビューでも述べましたが、私は岡山大学病院にいた頃、臨床の場では下部消化器外科のチーフとして、大腸がんの手術を主体に抗がん剤治療などを行っていました。その頃（2006年）、『Nature』に、カナダのトロント大学のディック教授の研究グループからなされた「大腸がんに幹細胞がある」という報告が掲載されました。「細胞表面にCD133というタンパク質のマーカーを持っている細胞が、大腸がんの幹細胞である可能性が高い」ことがマウスへの移植実験で証明されたというのです。

1995年から1998年までの米国留学時代、私が行った再生医療の研究では、幹細胞は重要なテーマの一つでした。帰国後も岡山大学で精力的に研究をしていたので、正常幹細胞に関するたくさんのデータを持っていました。「自分が熱心に取り組んでいる再生医療に役立つ幹細胞の知識が、大腸がんの臨床の場で生かせる!」と思って非常に興奮したことを今でも鮮明に憶えています。岡山大学病院では、「研究は肝臓と膵臓、臨床は大

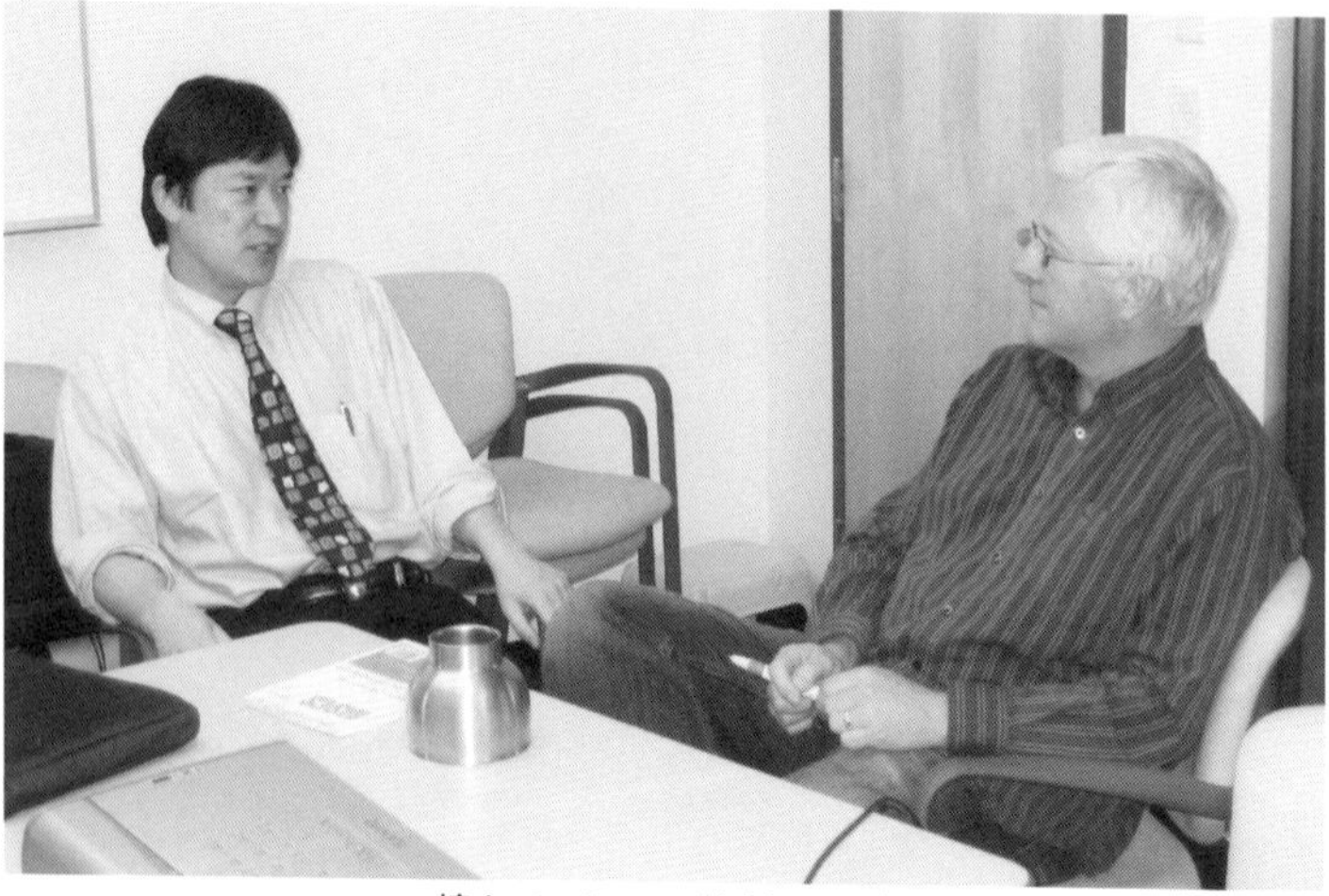
憧れのディック教授と面談

腸」というギャップに一種のジレンマを感じていたので、大腸がん幹細胞の存在を示唆するこの論文は非常にありがたかったわけです。研究と臨床が一致するというのは、ある意味で私の中では夢でした。

2008年、私は米国ミネソタ州のミネアポリスで国際細胞移植学会が開催された際、ディック教授に会いにいったほどです。

その後、SW620というヒト大腸がん由来細胞を実験室で利用することができました。そして、先ほどのCD133の役割を検討したのです。

SW620の中に、細胞表面にCD133を発現している細胞（CD133陽性細胞）と、していない細胞（CD133陰性細胞）

が混在していました。これらを分けて実験してみると、CD133陽性細胞は陰性細胞に比較して同量の抗がん剤や放射線照射に抵抗性で、マウスへの移植実験でも腫瘍を作る能力が勝っていたのです。『Nature』の論文どおりでした。

本研究成果は、私の大学院生の一人である河本洋伸君が学位論文としてまとめ、2010年に細胞治療の世界的権威の雑誌である『Cell Transplantation』に発表しました。現在、彼は、岡山市内の総合病院で大腸がんの手術を精力的に行っています。

こうした基礎研究のデータをもとに、私が岡山大学病院で実際に切除した大腸がん組織からがん幹細胞を分離する実験計画書を作成して、岡山大学病院の倫理委員会に提出しました。審議の結果、許可が取れました。基礎研究が臨床の場へ還元される瞬間です。うれしかったですね。

CD133を目印に、CD133がある幹細胞だけを集め、マウスにCD133陽性細胞のみと、CD133のない細胞を移植したところ、CD133陽性細胞を移植したマウスでのみ腫瘍ができました。SW620での実験結果と一致したのです。

また、患者さんのがん細胞をマウスに移植し、同じがん性腹膜炎を再現し、大腸がん細胞の腹膜転移能力を証明しました。この研究は、メキシコから私の研究室に大

細胞表面マーカー CD133 を目印にしたマウスへの移植実験

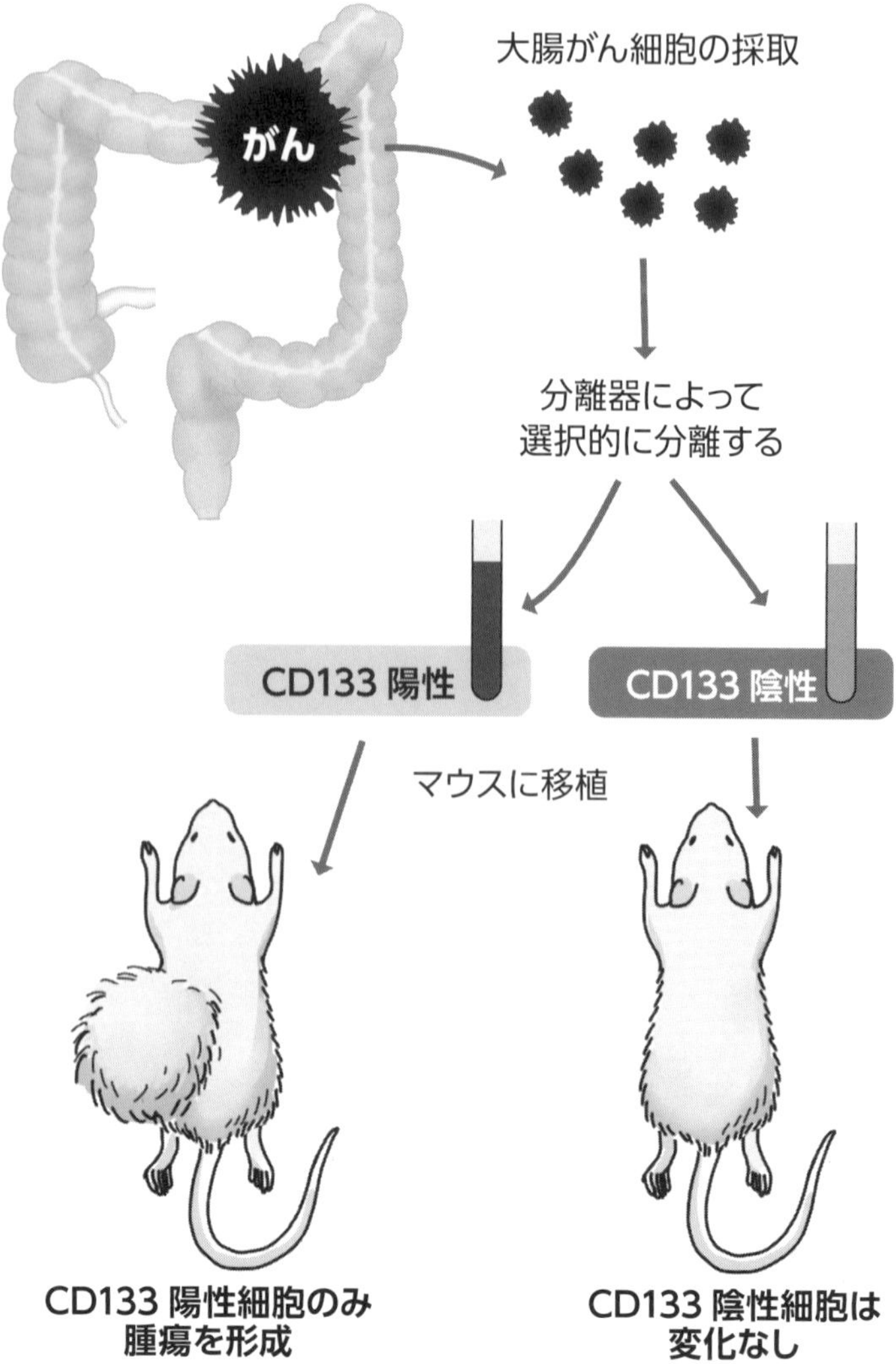

使館推薦で留学していたナルさんが頑張って行ってくれました。当時の成果を『Cell Transplantation』に発表しました。

ここで、私の岡山大学病院での仕事は終了して、2010年2月に当院の院長になったのです。

今でも、がん幹細胞には非常に興味があり、「その後どうなっているのかなあ」と気にしています。慶應義塾大学の佐藤俊朗准教授らが大腸がん組織を調べ、「大腸がんは、LGR5という遺伝子を発現するがん細胞と、KRT20という遺伝子を発現するがん細胞で構成されており、LGR5を頂点とするヒエラルキー(階層的な)構造を持つ」ことを『Nature』に報告しています。がん幹細胞の研究が少しずつ進展しているのだなあと喜んでいます。さらなる発展を願っている次第です。

将来性があるiPS細胞のがん治療への活用

iPS細胞は、「induced pluripotent stem cells」の略で、日本語では「人工多能性幹細胞」と訳されます。iPS細胞とは、体の細胞を取り出して操作を加えることで万能細胞の能力を与えたものです。２００６年に京都大学の山中伸弥教授がマウスのｉＰＳ細胞の作製に成功し、論文を発表しました。その翌年にはヒトの細胞でも成功させました。この功績により、山中教授が２０１２年にノーベル賞を受賞したことは皆さんもよくご存じでしょう。

万能細胞はどんな細胞にもなれ、無限に増えることができます。ｉＰＳ細胞は体細胞に特定の遺伝子を入れて作ります。世界中でｉＰＳ細胞の作製方法が研究され、現在では山中教授が使った四つの遺伝子とは違う遺伝子を使ったり、タンパク質を入れたりする方法も行われています。

ｉＰＳ細胞の作製方法が進化すると共に、ｉＰＳ細胞を使った治療方法の研究も進んでいます。先に述べたＣＡＲ－Ｔ細胞療法もその一つです。

山中教授が所長を務める京都大学ｉＰＳ細胞研究所（ＣｉＲＡ）では、クローン化したｉＰＳ細胞を用いたＣＡＲ－Ｔ細胞療法を開発。製薬会社が創薬に向けて臨床試験を予定しているそうです。ｉＰＳ細胞は1回の採血で大量生産できるので、他家ＣＡＲ－Ｔ細胞療法が可能となり、治療費のコストダウンにつながると期待されています。

また、理化学研究所と千葉大学のチームは、ｉＰＳ細胞からＴ細胞を作製し、がん患者に投与する臨床試験を行う予定だと発表しています。

健康なヒトの血液から採取したT細胞でiPS細胞を作製して大量に増やし、改めてT細胞に変化させて、患部につながる血管に注入します。鼻や口、耳など顔や首周りにできる頭頸部がんの患者さんで、標準治療の効果がなかったり、再発したりした人が対象になります。

当初は患者さん本人のナチュラルキラーT細胞（NKT細胞）を培養して増やして戻す方法を試み、臨床試験では1回の投与でがん細胞が縮小したのですが、血液中のNKT細胞の数が少なく、培養にも時間がかかるため、研究チームはiPS細胞に着目。ヒトのNKT細胞からiPS細胞を作って増やし、再びNKT細胞にする方法を開発し、マウスの実験では、がんの増殖を抑える効果が出たと言います。

iPS細胞を使ったがん免疫療法は治験段階で、まだ安全性や有効性など確認が必要ですが、将来性は大きいのではないかと思います。

楽天の会長が投資した「光免疫療法」

2019年4月、厚生労働省は光免疫療法で使用される薬剤を、先駆け審査指定制度の対象に指定しました。この制度は、画期的な新薬が早く実用化されるように、通常は1年以上かかる薬剤の承認審査期間を半年に短縮するものです。

光免疫療法は、今、最も注目されているがん免疫療法と言っていいかもしれません。光免疫療法はがん細胞に近赤外光線を当てて壊します。がん細胞だけに結合する抗体に、近赤外光線で反応する物質を付け、注射で体内に入れます。抗体は血流に乗ってがん細胞に付着するので、そこにランプや内視鏡で近赤外光線を当てると、物質が発熱してがん細胞を破壊します（次ページ図参照）。

がん細胞だけを標的にした方法なので、正常細胞には影響を与えません。近赤外光線は、テレビのリモコンなどに使われている光線で人体には無害です。

光免疫療法を開発したのは、米国立衛生研究所（NIH）の一部である米国立がん研究所（NCI）の主任研究員である小林久隆先生です。

「光免疫療法」のイメージ

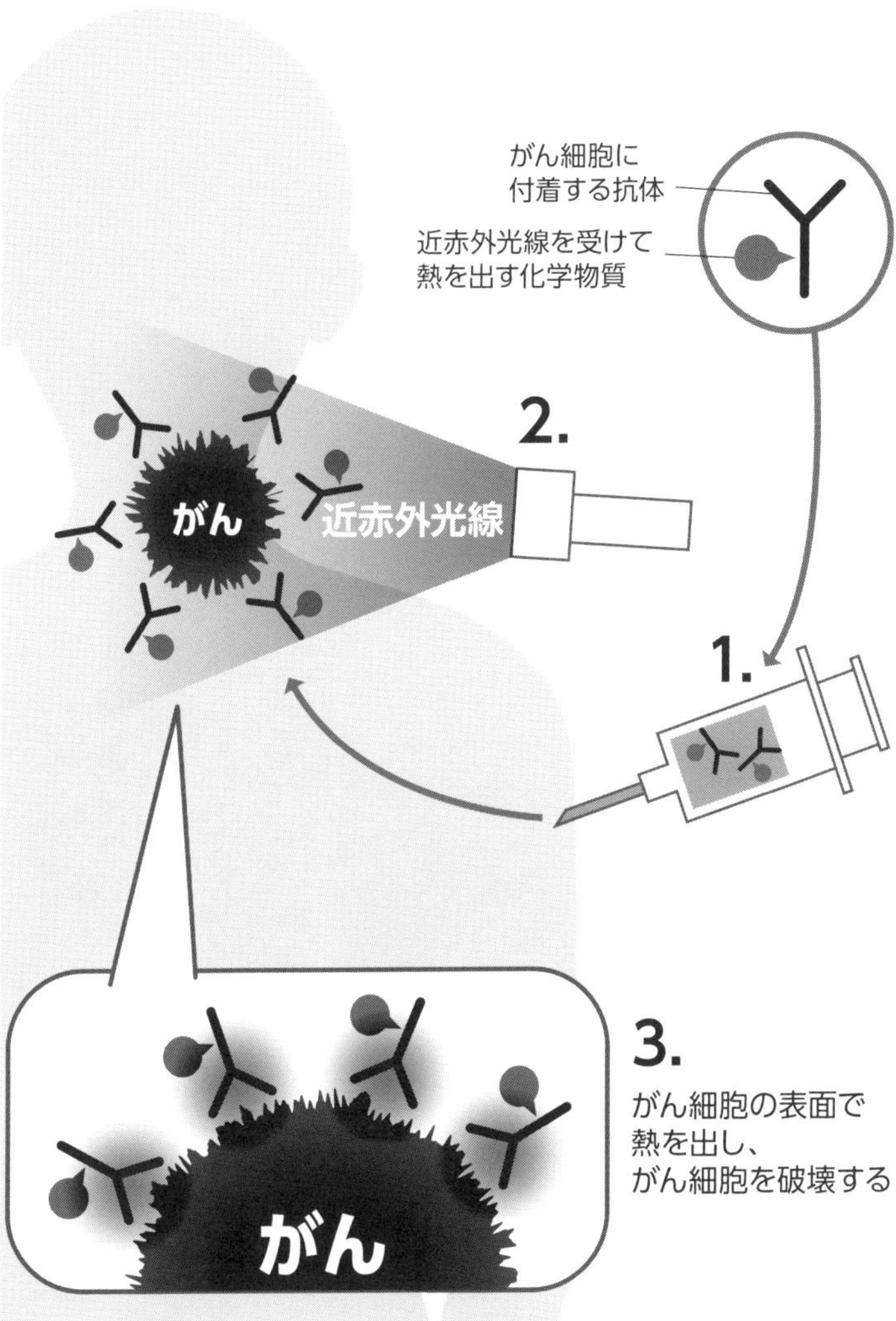
がん細胞に
付着する抗体
近赤外光線を受けて
熱を出す化学物質
2.
がん
近赤外光線
1.
3.
がん細胞の表面で
熱を出し、
がん細胞を破壊する
がん

実は、私自身、光免疫療法については興味深くネット情報等を見ていました。そのような折、一昨年の年末の飲み会で、岡山大学病院の後輩である野間和広先生からその治療に関して話を聞いたのです。お酒の勢いもあったと思いますが、野間先生がペンシルバニア大学に留学していた時の先輩がＮＩＨに移っていて、光免疫療法のことを非常に詳しく知っており、その情報を私に教えてくれたわけです。野間先生は食道がんや分子標的薬治療が専門で、がん治療について私とさまざまな話をしている中で、「光免疫療法が今後非常に注目される」と熱っぽく語っていました。

さて、２０１３年、小林久隆先生は親類の紹介で楽天会長の三木谷浩史氏に会うことになります。というのも、三木谷氏は父親が膵臓がんだったため、世界中の最新のがん治療法を調べていたのです。三木谷氏は小林先生の話を聞いて光免疫療法について可能性を感じ、光免疫療法のライセンス契約をしている米国のベンチャー企業アスピリアン社に個人的に多額の支援を行ったそうです。

その後、三木谷氏の父親は亡くなりましたが、小林先生とアスピリアン社は、体内に入れる抗体の名前を三木谷氏の父親の名前（三木谷良一）と生まれ年にちなみ「ＲＭ１９２９」としたとか。三木谷氏は２０１８年にアスピリアン社に１６７億円を個人で出資。2019年には楽天も1億ドルを出資して、楽天メディカルと社名を変更しました。

光免疫療法の米国での臨床試験は頭頸部がんを対象に行われました。頭頸部がんは口や舌、頬、鼻、耳など首から上に発生します。頭頸部がんの再発患者15人に行い、14人はがんが30%以上縮小し、そのうち7人は完全に消えました。症例数は少ないですが、標準治療では効果がない再発患者が対象ですから、驚くべき結果と言えます。

そして、日本でも国立がん研究センター東病院が頭頸部がんの標準治療を終えた患者3人に光免疫療法の臨床試験を行い、2人はがんが30%以上縮小したそうです。

光免疫療法は頭頸部がんの治療法として日本での承認を目指しているところですが、この抗体が結び付く受容体は肺がんや乳がん、大腸がん、食道がん、膵臓がんにも存在するので、将来的には多くのがんに光免疫療法が行われるようになるのではないでしょうか。

がん免疫システムとネガティブフィードバック

がんの免疫システムが機能していれば、T細胞が活性化されます。しかし、免疫チェックポイントや制御性T細胞（免疫抑制細胞）などによってT細胞の活性化が弱まります。

このようなネガティブフィードバック機構は、本来は免疫が過剰に亢進して自己免疫疾患などに陥らないようにするためのものです。

しかし、がん細胞はネガティブフィードバック機構を悪用して、免疫システムを機能しないようにしていることがわかっています。そのために開発されたのが免疫チェックポイント阻害剤ですが、制御性T細胞に対しても研究が進められています。

国立がん研究センターの研究所では、制御性T細胞をコントロールすることで、がんに対する免疫システムを強化する療法の開発を目指しています。

光免疫療法では、がん細胞に光を当てて破壊すると、さまざまながんの抗原が散らばり、樹状細胞がこの抗原情報をT細胞に伝えて攻撃するのですが、それを妨げるのが制御性T細胞です。そこで、近赤外光線で発熱する物質を付けた抗体が制御性T細胞と結び付くようにすれば、近赤外光線によって制御性T細胞は破壊されます。

がん細胞を直接たたく方法と制御性T細胞をたたく方法を同時に行った動物実験では、1回の治療で原発がんも転移がんも消失し、再発もしなかったそうです。NIHでは、同様の方法によるヒトへの臨床試験へ向けて準備を進めているそうです。

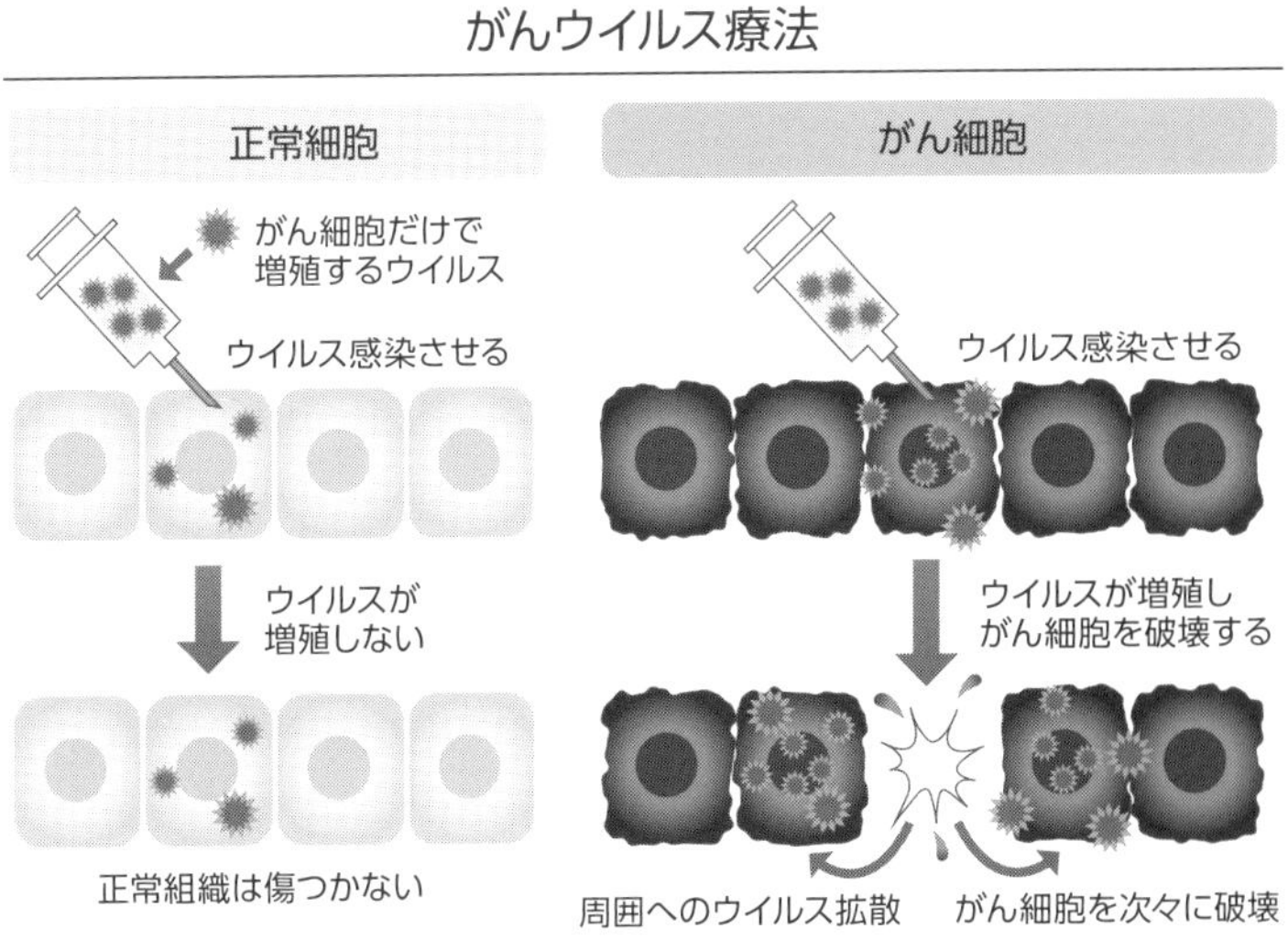

岡山大学発のがんウイルス療法が大きな成果

がんの治療では最新の免疫療法が注目を集めていますが、ウイルス療法も大きく進展しています。ウイルス療法とは、がん細胞だけで増殖するウイルスを感染させ、ウイルスががん細胞を破壊する治療法です。

がん細胞だけで増えるように遺伝子を改変したウイルスを体内に入れ、がん細胞に感染すると増殖を開始し、がん細胞を破壊します。増殖したウイルスは周囲のがん細胞にも感染し、細胞内で増殖してがんを破壊することを繰り返します。

一方、正常細胞もウイルスに感染するので

すが、正常細胞では増殖しないような遺伝子改変が行われているので影響を受けません（前ページ図参照）。

化学療法では効果を上げるために抗がん剤の投与量を増やさなければなりませんが、全身的な副作用が出ることも少なくありません。また、放射線療法では画像に映らない微小ながんを治療することはできません。しかしウイルス療法ならば、投与量が少なくてもがんに感染すればウイルスは増殖します。肉眼で認識できない微小ながん細胞もとらえることができます。

遺伝子改変したウイルスを使ったウイルス療法の開発は、世界中で競争が激化しています。２０１５年に米国で悪性黒色腫の治療薬として認可され、続いてヨーロッパでも認可されました。

日本では、私の出身大学である岡山大学がウイルス療法で大きな成果を挙げています。消化器外科の藤原俊義教授は、２００２年から独自のウイルス製剤テロメライシンの開発を進めていました。これは、風邪ウイルスの一種であるアデノウイルスに、がん細胞で活性化するテロメラーゼという酵素のプロモーターを遺伝子改変によって組み込み、がん細胞で特異的に増殖してがん細胞を破壊するようにしたウイルス製剤です。テロメライシンはがん細胞に感染すると、1日で10~100万倍に増え、がん細胞を攻撃します。

2019年1月に、テロメライシンと放射線治療を併用した臨床試験の結果が発表されました。食道がんの患者さん13人に治療を実施し、そのうち8人のがんが消失したという好結果です。テロメライシンが放射線治療の効果を増大させたと考えられます。大きな副作用もなく、手術や化学療法が難しい高齢の食道がんの患者さんに対し、負担が少ない治療法と期待されます。現在、創薬に向けて岡山大学発のバイオベンチャー企業で開発が進んでいます。

また、テロメライシンによる治療は他のがんでも研究が進められています。大腸がんの細胞を移植したマウスに、テロメライシンとニボルマブを投与したところ、がん細胞が消えました。一方、ニボルマブのみを投与したマウスは、がん細胞は消えませんでした。この動物実験の結果は、テロメライシンがニボルマブの働きを強めたことを示しています。

免疫療法だけでは効果がないがんであっても、テロメライシンを併用することで有効な治療法になる可能性は大きいでしょう。

保険適用が進むがんの先端治療
……粒子線治療、ロボット支援手術

標準治療で症状が改善されなかった場合に、免疫チェックポイント阻害剤が保険適用される例が増えています。たとえば、ニボルマブは、2014年に皮膚がんの悪性黒色腫で保険適用になり、翌年には肺がんの85%を占めると言われている非小細胞がんで適用になりました。現在は、腎細胞がん、ホジキンリンパ腫、頭頸部がん、悪性胸膜中皮腫、胃がんでも適用になっています。

同様に従来は自由診療で高額な治療費の負担が必要であった先端治療が保険適用になってきています。

たとえば、放射線療法の中で、効果的にがん細胞をたたける粒子線治療がそうです。放射線は電磁波と粒子線に分かれ、電磁波にはX線やγ（ガンマ）線があります。粒子線は原子を構成する粒子の放射線で、電子線、陽子線、炭素を代表とする粒子線などがあります。医療に使われている粒子線は、陽子線と重粒子線です。陽子や重粒子（炭素イオン）を加速させて病巣に照射します。

粒子線は通常のX線による照射よりもがん細胞を殺傷する力が強く、がん病巣にピタリと当てることもできます。そして、正常細胞へのダメージも少なくてすみます。

X線は体の表面近くで線量が最大になり、体内に進むにつれ減少していきます。したがって、深部にあるがんを殺傷しようとすれば、体表に近い浅い部分の正常細胞に大きなダメージを与えてしまいます。

粒子線は体の表面近くではエネルギーを放出せず、停止する直前にエネルギーを放出するという特性があります。深部のがん病巣に到達した時に線量が最大になるように調整することで、がん細胞にダメージを与え、正常細胞にはダメージを抑えることができるのです。ただし、陽子線や重粒子線を作り出すには大規模な施設が必要で、どの医療機関でも受けられるわけではありません。治療費も高額で、自由診療と保険診療の併用が認められている先進医療の枠内で行われてきました。

しかし、2016年に小児がんへの陽子線治療と骨軟部腫瘍への重粒子線治療が保険適用になり、2018年には骨軟部腫瘍に陽子線治療が、前立腺がんに陽子線治療と重粒子線治療が、頭頸部がんに陽子線治療と重粒子線治療が保険適用になりました。

粒子線治療は手術や化学療法が難しい高齢者でも安心して受けられるため、保険適用によって治療の選択肢が増えることになるでしょう。

がんの手術では、ロボット支援手術の保険適用が進んでいます。

ロボット支援手術は、専門的には「ロボット支援下内視鏡手術」と言います。ロボット手術と言っても、ロボットが勝手に手術するのではなく、医師がロボットを操作して内視鏡手術を行います。

内視鏡手術は数ミリの小さな孔から内視鏡カメラや器具を入れて手術を行うので、開腹手術に比べて体への負担が少なくてすみ、手術後の回復が早いというメリットがあります。ただし、平面的画像を見ながら操作しなければならず、手術器具を直線的にしか動かせないため、高度な手技が必要です。

手術を支援するロボットには次のような長所があります。
・ロボットのアームは関節が七つあり、人間よりスムーズに動き、狭い場所でも細かい作業がしやすくなります。
・手ぶれ防止機能があり、コントローラーを動かす医師の手が震えても、ロボットアームに付けた器具は震えません。
・3D画像を見ながら操作できるので、臓器や血管の様子がよくわかり、手術が行いやすくなります。

現在、日本で承認されている手術支援ロボットは、米国製の「ダビンチ」だけです。2010年に日本でダビンチが発売され、2012年に前立腺がんで、2016年に腎臓がんで保険適用になりました。前立腺がんのロボット支援手術は急速に広がり、現在では前立腺がん手術の7～8割にのぼるようです。男性の前立腺がんが非常に増えている中で、こうした低侵襲手術の開発は頼もしい限りです。実は私も前立腺がんにはおびえていて、三か月に一回、血液検査でＰＳＡを測定しています。

そして、2018年には新たに10種類の病気についてロボット支援手術が保険適用になりました。胃がん、直腸がん、食道がん、膀胱がん、肺がん、子宮体がん、縦隔悪性腫瘍の七つのがんと、子宮筋腫、心臓弁膜症、縦隔良性腫瘍です。

保険適用になったことで、直腸がんのロボット支援手術は2018年だけで296件実施されるなど順調に手術件数は増えています。

ただし、ロボット支援手術が行えるのは、ロボット支援手術を一定数経験した医師が常駐し、通常の内視鏡手術の実績があるなど、厚生労働省が定めた施設基準を満たす医療機関だけです。ダビンチの操作にも習熟が必要であり、専門医の育成が課題となっています。

ダビンチを導入するには3億5000万円かかり、維持費もかかることから、医療機関にどの程度普及するのかは不明ですが、従来の内視鏡手術では難しかったがんの手術も、保険適用でロボット支援手術が受けられるのですから、患者さんにとって選択肢が増えることになるのは間違いありません。

AI(人工知能)活用でがん治療が進化

2019年8月、楽天が主催する「医療最前線：がん治療の革命児たち」というパネルディスカッションが行われました。

パネリストの京都大学の山中伸弥教授は「病名は同じでも、背景にある遺伝子変異のパターンなど、一人ひとりの患者で違う。それぞれに合った治療を行う必要があり、それらのデータの蓄積が非常に重要だ。ただ、こうしたデータは膨大であり、それを解決するのがITの力だと思う」と発言しました。

同じくパネリストで、光免疫療法の開発者である小林久隆先生は「AIによる顔認証システムのように、がん細胞に関するビッグデータも同じようにAIで処理し、さらにそれを通信技術によって医師に届けられるような時代が来たらありがたい」と述べました。二人ともゲノム解析やがん細胞のデータ処理に対するＡＩへの希望を語っているのです。実際、ＩＢＭ社製のＡＩ機器ワトソンが、一人の白血病の患者さんの命を救った例があるそうです。

急性骨髄性白血病と診断された患者さんが東京大学医科学研究所附属病院に入院。抗がん剤治療を行ったけれども回復せず、敗血症の恐れも出てきました。そこで、病院ではがんに関連する約２０００万件の論文をワトソンに学習させていたので、その患者さんの遺伝子情報を入力したところ、10分後に急性骨髄性白血病の中でも「二次性白血病」という特殊なタイプという分析結果を出したそうです。ワトソンが提案した抗がん剤を採用した結果、患者さんは数か月で順調に回復したというのです。

膨大なデータを学習し、適切な診断を下すＡＩの能力は今後さらに発展していくでしょう。日本でもＡＩをがんの治療に役立てようという試みが行われています。

２０１６年に国立がん研究センターなどが、ＡＩ技術を活用した統合的ながん医療システムの開発プロジェクトを発足させました。国立がん研究センターに蓄積されている膨大な臨床情報、疫学データ、文献情報などをＡＩによって解析し、がん患者さん一人ひとりに最適化された医療の提供を目指しています。さらに、がんの診断や治療、創薬への応用も見据えています。

２０１７年には理化学研究所が東京大学や大阪大学などの病院、製薬会社やヘルスケア企業などと連携し、ＡＩを使ってがんや認知症などの治療データを解析して、患者さん一人ひとりに最適な医療を提供するための実証実験を開始しています。実験に参加している医療機関が蓄積してきた数万人規模の治療データのほか、数百人の患者さんに小型センサーを装着して日常の心拍、睡眠などを計測したデータを、理化学研究所が開発したＡＩで解析し、最適な投薬や検査などを導き出すそうです。

ＡＩがビッグデータを短時間で解析し、がんの治療に活用するケースがどんどん増えていくのではないでしょうか。

最後になりましたが、現在私は、瀬戸内ホスピタルマネジメントセミナー研究会の世話人をしています。２０２０年の10月18日に私が会長で、岡山イオンモールの未来ホールで開催を予定しています（ちなみに、その日は私の誕生日です）。ずばり、その時のテーマを「ＡＩがもたらす医療革命」と名付けました。私自身、ＡＩの進歩には非常に期待をしているのです。

コラム　AIが動画で胃がんを発見する!

1年ほど前、消化器内視鏡専門医学雑誌『Digestive Endoscopy』に大変興味深い記事が掲載されました。病院と企業の研究グループによって開発されたシステムが、動画による胃がんの内視鏡検査において、リアルタイムでがんを検出することに成功したというのです。これまで、AIを活用した内視鏡画像（静止画）から胃がんを検出するシステムは存在していました。しかし、今回はこれを応用し、AIに学習させることによって、高い精度での胃がんの検出に成功したというのですから驚きです。

胃がんの内視鏡検査による検診実施件数は増えてはいますが、慢性炎症と類似した早期胃がんについては、発見が容易でない場合もありました。内視鏡検査医の知識や経験、技量の質の差の改善をはじめ、検診の質をいかに担保するかが大きな課題の一つになっていたのです。しかし、今回開発されたシステムは、内視鏡施行医師の質のレベルの一定化と、質の担保につながる可能性があります。調査対象の胃がんを94・1％の精度で発見することができ、一つの病変の診断にかかる時間は平均1秒とわずかであったということです。今後の動向に注目したいと思います。

コラム

13種類のがんを1滴の血液で検出する!?

２０１９年11月25日、東芝は「血液1滴から13種類のがんを発見できる検査技術を開発した」と発表しました。この報道に驚いた医療関係者は多いと思います。この技術は、東芝が東京医科大学と国立がん研究センターと共同開発したもので、がん細胞から多く分泌される「マイクロＲＮＡ」と呼ばれる血液中の物質の濃度を測定することで、胃がん、膵臓がんなど、13種類のがんの検出が可能になるというものです。

マイクロＲＮＡは、20個前後という少数の塩基から成るリボ核酸です。遺伝子の発見を調整する機能などを備え、人間の体内には２０００種類以上が存在します。これまでマイクロＲＮＡは、すべての人の体液中で発見されており、その発現量の差がさまざまな疾患の兆候を指し示していることが、近年の研究で報告されてきました。がん等の疾患にともなって血液中でその種類や量が変動することが明らかになっており、マイクロＲＮＡ量は、がんの転移・消失等の病態の変化や、抗がん剤の感受性の変化などに関係するため、新しい診断マーカーとして世界中で注目されており、期待が持たれていたのです。

たとえば、マイクロRNAは、「がん患者とそうでない人」で発現するものが異なっていることが明らかになっていましたし、特異的に発現している尿中マイクロRNAが存在することも知られていました。また、卵巣がんにおいて、血液（血清）中のマイクロRNAに着目し、早期からがんが検出可能であることが確認されていたのです。

このマイクロRNAが今まさに、本格的にがん診断に応用されるようになったわけです。

今回発表された検査技術の研究段階では、新たに開発した小型検査装置を使用することで、2時間以内に99％の精度で識別できるほか、「ステージ0」と呼ばれる超早期のがんも見つけられるとのこと。2020年から実証実験を開始し、数年以内の実用化を目指す予定だということです。今後は、多くの人たちが、がんに対して前向きに戦っていくことができるようになりますね。早く見つかれば、怖さもその分マイナスになります。

多くの人たちのために、今後の研究結果に期待したいと思います。

もっとブラッシュアップできる「がん対策《たいさく》」
ゲノム医療《いりょう》から予防《よぼう》まで

2020年 2月3日　初版第1刷

著　者――――――――――――小林直哉《こばやしなおや》
発行者――――――――――――坂本桂一
発行所――――――――――――現代書林
〒162-0053　東京都新宿区原町3-61　桂ビル
TEL／代表　03(3205)8384
振替00140-7-42905
http://www.gendaishorin.co.jp/

ブックデザイン＋DTP――――吉崎広明（ベルソグラフィック）
イラスト・図版――――――――村野千草

印刷・製本：㈱シナノパブリッシングプレス
乱丁・落丁本はお取り替えいたします。
定価はカバーに表示してあります。

ISBN978-4-7745-1844-2 C0047